엄마의 세계는 준비가 필요해

아무도 가르쳐 주지 않았던 임신, 출산, 육아 이야기

엄마의 세계는 준비가 필요해
아무도 가르쳐 주지 않았던 임신, 출산, 육아 이야기

초판 1쇄 발행 2023년 5월 5일
2쇄 발행 2024년 6월 25일

지은이 김현정
펴낸이 장길수
펴낸곳 지식과감성#
출판등록 제2012-000081호

교정 김지원
디자인 이현
편집 이현
검수 이주연
마케팅 김윤길, 정은혜

주소 서울시 금천구 벚꽃로298 대륭포스트타워6차 1212호
전화 070-4651-3730~4
팩스 070-4325-7006
이메일 ksbookup@naver.com
홈페이지 www.knsbookup.com

ISBN 979-11-392-1057-6(03590)
값 14,000원

- 이 책의 판권은 지은이에게 있습니다.
- 이 책 내용의 전부 또는 일부를 재사용하려면 반드시 지은이의 서면 동의를 받아야 합니다.
- 잘못된 책은 구입하신 곳에서 바꾸어 드립니다.

지식과감성#
홈페이지 바로가기

엄마의 세계는 준비가 필요해

아무도 가르쳐 주지 않았던 임신, 출산, 육아 이야기

김현정 지음

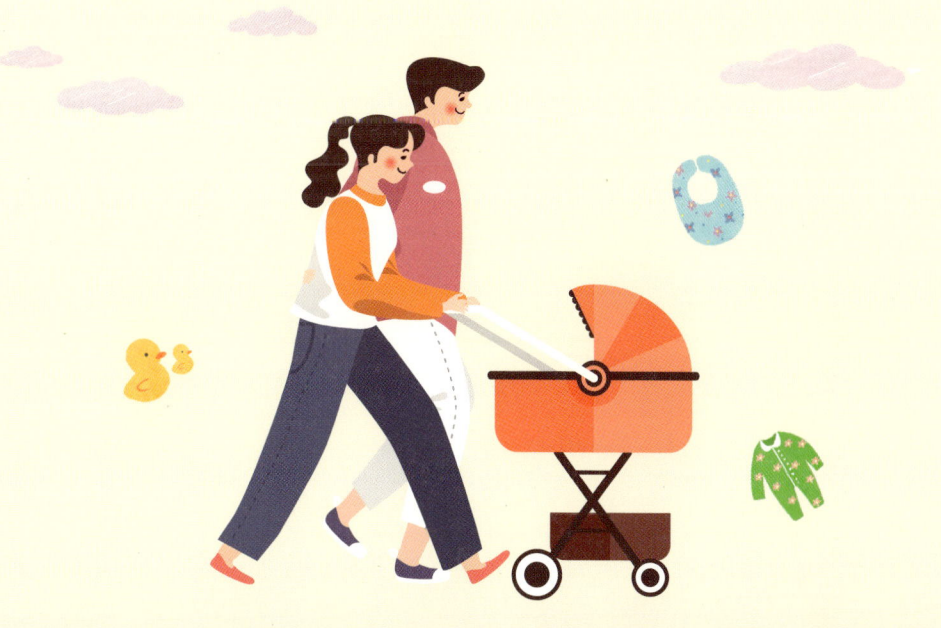

"내가 이제 아기의 엄마라고요?"
엄마가 된 그 순간부터 정보가 필요하다!
모든 것이 처음인 예비 엄마에게 의지와 위로가 되는 책

「prologue」 6

🐻 Chapter 1. 열 달, 임산부로서의 삶
- 임신을 축하드립니다 12
- 호르몬의 노예 14
- 임산부의 특권, 입덧 18
- 태교의 중요성 21
- 태명은 상당히 공개적이더이다 24
- 3대 굴욕 26

🐻 Chapter 2. 제왕 절개냐 자연 분만이냐
- 임산부가 넘어야 하는 산 38

🐻 Chapter 3. 조리원 입문 - 꿀 같은 2주를 보내려면
- 모유 수유는 처음이지? 50
- '수유콜'의 압박 57
- 단유의 선택 62
- 조리원 라이프 64
- 조리원에서 배우는 간단한 육아 상식 66

🐻 Chapter 4. 산후 우울증
- 산후 우울증 초기에 미리 예방하는 방법 84

🐻 Chapter 5. 헬 육아가 되지 않기 위한 첫걸음
- 목에 칼이 들어와도 지켜야 할 '수유텀' 98
- 수면 교육은 출생 후, 2개월 뒤부터 102

목차

- 아빠와 함께하는 목욕 시간 106
- 출생 신고는 미리미리 108
- 산후 도우미의 선택 109

📑 출생 후부터 50일 전까지 꿀 육아 템 리스트 112

🐻 Chapter 6. 초보 엄마가 가장 당황하는 육아 문제

- 기저귀 갈 때마다 우는 아기 120
- 신생아를 재우는 방법 125
- 아무 이유 없이 운다면? 배앓이가 아닌지 의심해 보라 140
- 동글동글한 예쁜 두상은 6개월 전에 완성된다 144

📑 출생 후 50일~100일까지 육아 정보 147
📑 출생 후 50일~100일까지 꿀 육아 템 리스트 149

🐻 Chapter 7. 신생아 딱지를 떼고 난 후, 다가오는 문제들

- 마의 새벽 4시. 새벽형 아기 155
- 공포의 이앓이 167
- 입 짧은 아기 178
- 베이비시터를 채용하기 위한 팁 181

🐻 Chapter 8. 새로운 경력의 N잡러

- 결혼, 출산 그리고 육아라는 것 188
- 알고 나면 무궁무진한 직업의 세계 191
- 후회 없이 건강하고 행복한 육아를 즐기기 위한 현실 조언 197

「epilogue」 202

글을 마치며 206

※ 첨부: 임신 준비 리스트 업 - 출산 가방/출산 준비 리스트 208

「prologue」

안녕하세요. 저는 21년생 아가를 둔 초보 엄마입니다.

오랜 신혼을 즐기다가 조금 늦은 나이지만 어렵지 않게 아기가 찾아와 주었던 운 좋은 여자이지요.

주변 또래의 많은 분들이 시험관 시술을 통해 힘들게 아기를 가지시거나, 아기가 생기지 않아 속상해하시는 분들을 보면 저는 참 축복받은 삶이다 싶어 눈물이 나게 감사해요.

하지만 임신의 기쁨을 누리기도 잠시, 생각지도 못한 난관이 생기더군요.

저 역시 다른 분들처럼 아름다운 출산, 여유로운 조리원 생활과 행복한 육아를 꿈꿔 왔으나 현실은 처참했습니다. 예상과 다르게 펼쳐지는 상황 속에서 매번 결정을 해야만 하는 순간이 부담으로 다가왔어요.

때로는 '왜 나 혼자 마치 한 순간에 갑작스런 폭격을 맞은 사람처럼 살고 있는 걸까?' 벅찬 일상에 억울하기도 하고, 세상 모든 엄마들이 위대해 보이면서 자신감은 더욱 없어졌습니다.

간절하지도, 특별한 계획도 하지 않은 임신이어서 그랬을까요? 여느 임산부보다 감정 변화가 많았고, 이미 세상 이야기를 듣고 난 후의 '엄마'라는 자리는 체력적으로나 정신적으로 나약함을 갖게 했던 것 같습니다.

전쟁같이 힘든 시기를 지나고 보니 그 당시 발생할 수 있는 문제를 미리 알았더라면 지금보다는 좀 더 안정적인 엄마가 되지 않았을까 후회가 되곤 해요.

혹여나 저와 같은 안타까움을 경험하지 않길 바라는 마음에서 출산과 육아에 대한 저의 경험 및 노하우를 공유하고자 합니다.

이 책은 임신과 출산에 관한 리얼한 이야기부터 조리원 천국을 보내기 위한 실질적인 꿀 육아 정보들을 정리했습니다. 더불어 조리원을 졸업하며, 우리 집으로 향하는 아기와의 발걸음이 너무 무겁지 않기 위해 초보 엄마가 가장 당황하는 육아 문제와 그 해결책을 담았습니다.

경력 단절과 산후 우울증으로 고민이신 분들에게도 좋은 지침서가 될 수 있으리라 생각해요.

엄마의 세계는 한편으론 답답할 만큼 새로운 문제의 연속이라는 걸 누구보다 공감하고 이해합니다. 아기와 함께 더 괜찮은 세상을 살아가기 위해서는 엄마가 된 그 순간부터 리얼한 준비가 필요해요.

이 책에서 그려 낸 임신, 출산, 육아 이야기는 모든 것이 처음인 예비 엄마에게 충분한 의지와 위로가 되어 주리라 믿습니다.

대한민국 모든 엄마들! 임신과 출산으로 수고 많으셨습니다.

파이팅! 힘내시고 우리 모두 행복한 육아해요.

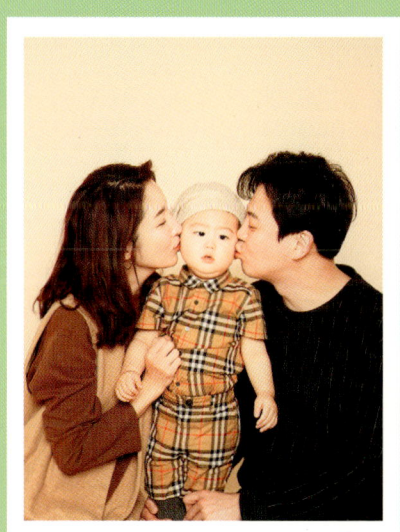

너와 나. 우리 세 가족

Chapter 1
열 달, 임산부로서의 삶

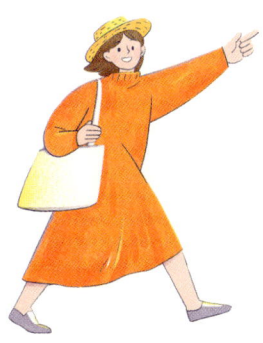

🐻 임신을 축하드립니다

2020년 11월.

최근 며칠 사이에 가슴이 단단해지고 크기가 커졌다는 것을 느끼고는 왠지 임신이 아닐까 생각은 했었다.

결혼한 지 6년. 연애 기간과 합치면 총 12년이라는 긴 신혼 생활을 즐기던 우리도, 역시나 빌어먹을 여자의 난소나이라는 압박에 밀려 임신을 계획했다.

서른여덟.

하긴, 체감상으로는 서른 정도밖에 되지 않은 듯한데, 벌써 마흔이 다 되어 감에 양가 부모님들께서도 걱정이 많으시긴 했었다.

바람이 매서워 코트를 입어야만 하는 계절이 돌아올 때쯤. 우리는 단 한 번의 시도로 임신에 성공했다.

며칠째 생리가 없어 의심만 커져 가던 그때, 흥건하게 곰장어에 소주를 먹고 집으로 귀가한 우리 부부.

"오늘은 시원하게 테스트기 해 보자!"
"그래! 뭐 그렇게 임신이 쉽게 되겠어!"

두둥. 선명하게 보이는 두 줄.
임신의 기쁨보다는, 새 생명을 만나게 되리라는 설렘보다는 당황스러웠던 감정이 먼저였다. 그리고 그다음 날 산부인과에서 확인한 손톱만 한 아기집. 모든 것이 얼떨떨했다. 그렇게 나는 아무런 준비 없이 엄마가 되어 가고 있었다.

임신으로 가는 길이 힘들었든지 쉬웠든지 간에 모두들 임신 테스트기 두 줄을 처음 보았을 때의 느낌은 잊지 못한다. 나는 '당황스러움'의 감정이 우선이었지만, 말로 할 수 없는 묘한 감정들로 만삭 시절을 보냈고. 출산을 했고. 지금은 아주아주 건강한 돌 아기를 둔 엄마로 커 가고 있다.

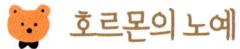 **호르몬의 노예**

　임신을 하게 되면, 나도 어쩌지 못하는 기분의 변화가 생기곤 한다. 기분이 좋았다가 갑자기 나빠지고, 별일 아닌 일에 눈물이 왈칵 쏟아지고, 괜히 화가 났다가 또 아무렇지 않았다가 하는 나조차 낯선 사람이 되는 경험. 롤러코스터를 타듯 심한 기분 변화에 주변 사람들까지 살얼음판을 걷게 만들었던 무시무시한 호르몬의 변화. 나 역시 이러한 '호르몬의 노예'를 피해 갈 순 없었다.

"지금 많이 자 둬~ 아기 낳음 이제 못 잘 거야."
"너도 좋은 시절은 다 지나갔구나."

　임신 기간 동안 내가 들은 말 중 Best 3 안에 드는 말들이다.

　'늦은 나이에 임신을 했다고 하면 축하해 줄 일 아닌가? 왜 굳이 저런 말을 하는 거지?'

　나는 그 말들이 마치 시한부의 삶을 예견하는 듯해 참 듣기 싫었다. 그래서일까. 유독 임신 기간 동안 행복한 기분보다는 불안하고 우울한 감정이 자주 들었다. 그렇게 거듭 언급해 주지 않아도 어느 정돈 알고 있을 법한 그들이 이야기하는 '노산'인데 말이다.

실제로 엄마가 된 또래 친구들을 보면, 생활 패턴의 변화는 일부분 예측할 수 있었다. 아는 것이 무섭다고, 그래서 더욱이 임신을 미뤄 왔던 것도 같지만.

그런데 아이러니하게 내가 알지 못했던 현실은 생각해 본 적 없는 곳에서 튀어나왔다.

"엄마, (임신한 후 병원에서는 나를 엄마라고 부른다.) 다음 달에 임당 검사(임신 당뇨 검사) 하니까 단 음식이나 빵 종류는 드시지 마세요."
"막달에는 체중이 갑자기 늘 수 있으니 조절하셔야 돼요."
"아기가 커질 수 있으니 과일이나 당분이 들어간 음식은 많이 드시지 마세요."

임신을 하면 모든 음식을 마음껏 먹어도 되는 줄만 알았거늘, 이와 같은 생각은 지극히 옛날 얘기였다. 평생 해 본 적 없는 체중 관리와 식이 조절을 하필 식욕이 강해지는 임산부인 상태로 해야 한다는 사실은 무척 황당했다. 그 기분을 더해 주었던 건 그럼에도 눈치 없이 쑥쑥 잘도 늘어만 가는 체중.

체중 관리와 식이 조절을 한다고 하더라도 임산부의 최후는 완벽한 D라인이다. 나 역시 임신을 하면서 사람들이 이야기하는 D라인을 가져 보았다. 임산부만이 가질 수 있는 '아름다운 D라인'으로 알려져 있지만, 나는 알고 있었다. 그것의 후폭풍은 온전히 내가 감당할 몫이라는 것을 말이다.

글래머러스한 몸매의 만족스러움은 찰나의 순간이었고, 점점 배가 나오기 시작하면서 나는 변하고 있는 몸에 슬슬 걱정이 되기 시작했다.

모든 임산부가 그런 것은 아니나 대체적으로 피부색이 짙을수록 몸에 검은 반점, 쥐젖, 색소 침착 등이 많이 생긴다고 들었는데 안타깝게도 그게 딱 나의 케이스였다. (다행히 색소 침착은 출산하고 많이 없어졌지만, 검은 반점은 가슴이나 목 주변에 아직 남아 있다.)

출산 후에는 탄력 없이 늘어진 몸. 중력의 힘을 충실히 받은 가슴. 자칫 잘못하다간 생기는 튼살 등을 상상하며 점차 여자로서의 삶 또한 포기해야 하나 싶은 생각이 든다.

그렇게 여성도 남성도 아닌 제3의 성별과도 같았던 임산부로 변하고 있을 때, 이와 함께 따라오는 주변 상황들은 호르몬이 접근하여 나의 기분을 건드리기에 매우 충분했다. 웃고 넘길 법한 작은 말에 예민해지기 시작하고, 종종 내가 왜 이럴까 생각하게 만드는 호르몬님.

늘 호르몬의 노예가 되지 않기로 다짐하지만, 어쩔 수 없다면 인정하고 받아들이는 수밖에는 없다.

이러한 임산부 옆에 있는 남편의 역할은 굉장히 중요하며, 그렇기 때문에 가장 미안하고 고마워지는 존재이기도 하다. 임신 기간 동안의 행동으로 어쩌면 평생을 좌우할 수 있기에, 나는 출산을 앞둔 모든 남편에게 힘내라고 이야기하고 싶다. 아내만큼 남편도 힘든 시기가 되겠지만, 아내에게 평생 예쁨받을 절호의 기회를 놓치기엔 너무나 아깝지 않은가.

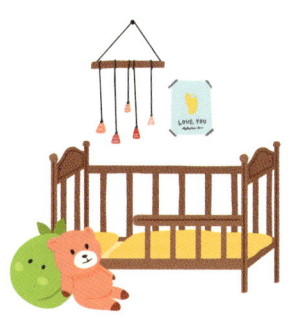

🐻 임산부의 특권, 입덧

드라마를 보면 임신을 유추하는 행동으로 '입덧' 장면이 등장할 때가 많다.

임산부를 고통스럽게 만들기 때문에 '입덧 지옥'이라고도 불리는데, 대체적으로 임신 초기에 시작하여 안정기로 접어들 때쯤 멈춘다. 하지만 사람에 따라 임신 기간 내내 입덧으로 고생하거나 나처럼 아예 하지 않는 사람도 있다.

입덧을 하면 음식 혹은 특정 냄새에 반응하여 속이 거북하고 불편한 상태가 지속되어 먹을 수 없게 되는데, 반대로 음식을 먹어야 속이 괜찮아지는 '먹덧'을 경험하는 임산부도 있다. 최근에는 입덧 약을 처방받고, 수액을 맞을 수 있으나 심하면 입원을 하기도 한다.

나는 다행히 친정 엄마를 닮아서인지 입덧은 하지 않았다. 다만, 임신 주차가 흐르면서 기존 나의 입맛과 살짝 달라졌던 부분이 있었는데 지금 생각해도 참 신기했던 경험이었다.

임신 초기, 나는 양념 고기와 복숭아, 대게가 유난히 먹고 싶었다. 이 음식들은 제철 과일도 아니었고, 가격은 비싼 음식들이어서 함부로 '먹고 싶다'라고 말하기가 참 난감했었다.

"임산부는 제일 예쁜 접시에 가장 예쁘게 생긴 과일을 담아 먹어야 해."

임신한 딸의 마음은 친정 엄마가 가장 잘 안다고 했던가. 엄마는 제철도 아닌 복숭아를 사러 이리저리 돌아다니시면서 가장 예쁜 복숭아를 골라 집 앞에 놓고 가셨다. 평소 애정 표현에 서툴고 무뚝뚝한 성격인 남편도 세심하게 챙겨 주진 못했지만, 임신한 아내를 위해 손수 재어 만든 양념 고기를 구워 주었다.

임산부는 강하다곤 하나 약자일 수밖에 없다. 그리고 그 당시에 겪었던 기억들은 굉장히 강렬하다. 그래서 나는 친정 엄마를 생각하면 더욱 애틋하고, 남편이 가끔 서운하게 할 때가 있어도 조금은 그 시절의 기억으로 위안을 삼는다.

간혹 입덧을 하는 임산부는 마치 주변 사람들의 대접을 받으며 지내는 듯 보인다. 그래서 임산부의 특권이라고 생각할 수 있겠지만, 직접 시달려 본 사람에게 입덧은 특권이 아닌 고통스러운 지옥이다.

"임신했을 때 고기가 너무 먹고 싶었는데, 너희 아빠가 약속한 시간에 안 와서 나 혼자 고깃집에서 고기를 구워 먹었잖니."

어느 가정에나 임신 기간 동안 발생한 이슈는 매번 돌림 노래처럼 끊임없이 회자된다. 엄마의 똑같은 레퍼토리에 피식 웃음이 나기는 했지만, 지금은 그 말을 왜 그리도 많이 하셨는지 조금은 알겠다.

　나도 임산부로 살면서 한편으로는 외롭고, 두려운 순간들이 있었다. 그때마다 따뜻하게 보듬어 주었던 건 다름 아닌 가족의 관심이었다. 그렇기 때문에 임신 당시의 히스토리는 오직 가족의 이야기이며, 어쩌면 영원히 잊지 못하는 건 아닐까.

　혹자는 임신했을 때 무언가를 먹고 싶다는 생각마저 입덧이라고 이야기한다. 매일 아기를 몸속에서 성장시키고 있는 임산부에게 입덧이라는 시기가 찾아왔다면 혼자만의 일이 아닌 가족의 세심한 관심과 배려가 필요하다.

　참고로 입덧으로 고생할 수 있는 임신 초기에는 귤이나 비빔국수, 레몬 사탕과 같은 새콤하고 상큼한 음식을 미리 준비하여 대비해 두길 바란다.

🐻 태교의 중요성

　임신이 확정되면 초반에는 일주일에 한 번씩, 그 이후는 한 달에 한 번씩 검진을 받는다. 초음파에서 아기집과 난황이 보이고, 임신 7주쯤 아기 심장이 뛰는 모습까지 확인이 될 때 비로소 임산부 등록이 완료되며 정부 지원을 받을 수 있다.

　심장이 뛰는 아기 모습을 보고 난 후에는 이제 아기가 뱃속에서 잘 자라는지 검진 때나 살펴보는데, 임산부에게 이 시간은 가장 기다려지는 일이다. 작은 콩 같았던 아기가 점점 사람의 형태로 변해 가는 모습을 보며 내가 마치 대단한 일을 하고 있는 듯한 기분에 신기하기도 하다.

　나는 진료를 받을 때면 항상 남편과 함께 대동했다. 그러던 어느 날, 의사 선생님께서는 말씀하셨다.

　"남자 목소리가 저음이라 양수에서 잘 전달되기 때문에 아빠가 아기에게 태담을 많이 들려주는 것이 좋아요."

　나는 바로 아기 태담을 위해 동화 앱을 설치하고는 남편에게 읽어 달라고 부탁했다.

여기서, 우리 남편은 귀차니즘(만사를 귀찮게 여기는 것이 습관화된 상태)의 아주 전형적인 형태의 남자다. 만약 이런 성향의 남편이라면 아마 자신의 아이를 위한 태담 또한 제대로 하지 않을 가능성이 크다.

나는 남편을 아주 잘 알고 있기에, 남편 대신 주로 TV나 영화에 나오는 잘생긴 남자 배우의 목소리를 들으며 태교를 했다. 물론 때때로는 남편이 동화를 읽어 주기도 했었지만, 잘생긴 배우를 보며 듣는 목소리가 왠지 나의 기분을 더욱 설레게 해 주는 것 같아 그쪽을 더 선호했다.

평소 나는 아기가 음악을 좋아하고 긍정적이며 행복한 아이로 자랐으면 좋겠다는 바람이 있었다. 그래서 다른 태교보다는 엄마인 '내가' 좋아하는 것을 하기로 마음을 먹었다. 피아노를 치고, 클래식을 듣고, 드라마를 보며 그림을 그리는 태교. 늘 전화로 좋아하는 사람들과 끊임없이 통화를 하며 수다를 떨었던 10개월. 그리고 매일같이 예쁜 아기방을 만들어 주고자 사부작대며 정리를 했던 일들이 내가 임신 기간 동안 했던 전부이다.

아기가 태어나고 엄마 아빠와 처음 마주했던 우리 아기는 평소 아빠의 태담을 많이 듣지 못해서인지 아빠의 목소리에 별다른 행동을 보이지 않았다. 하지만 본인의 태명에 대해서는 신기하게도 반응을 했던 기억이 난다.

실제로 아빠가 태담을 많이 들려준 아기의 경우, 태어나자마자 아빠의 목소리에 반응했다는 이야기가 많았고 그에 따른 연구 결과도 있다. 세상과 처음 마주하는 아기에게 보다 편안함을 느끼게 해 주고 싶다면 아빠의 태담이 중요하겠다는 생각이 든다.

자라면서 우리 아기는 정말 우연치 않게 클래식을 좋아하고, 음악에 반응하며 명화를 뚫어지게 쳐다보곤 한다. 또한 신생아 시절부터 엄마인 내가 누군가와 이야기를 하는 소리를 들으면 울지도 않고 빤히 그 이야기를 듣고 있다가 잠이 들었던 적이 많았다.

태교를 특별히 하지 않는다고 해서 죄책감을 가질 필요는 없지만, 좋은 태교는 아기에게 긍정적인 영향을 가져다준다고 생각한다. 임신 기간 동안 남편과 다툴 때엔 언제나 배가 뭉쳐 기분이 썩 좋지 않았기 때문이다.

태교나 태담에 자신 없다면, 아기의 태명이라도 매일매일 잘 불러주기를 권장한다.

🐻 태명은 상당히 공개적이더이다

　임신을 의심할 때쯤. 나는 늘 먹고 싶었던 음식이 있었다. 바로 김이 모락모락 육즙 빵빵하게 터지는 새하얀 '만두'였다. 당시 TV에서 만두를 먹는 장면을 보아서 그랬는지는 모르겠으나, 만두가 먹고 싶어 그 생각으로 잠을 못 이룰 정도였으니 평소와는 조금 다르다 생각했었다.

"임신이 맞네요."

　병원에서 임신 확정 이야기를 듣고 난 후, 우리 부부는 제일 먼저 태명을 정하기로 했다.

"뭐라고 지을까?"
"만두 어때? 자기 만두 먹고 싶어 했잖아."
"오호… 귀여운데?"

　그렇게. 아주 자연스럽게 우리 아기는 '만두'가 되었다. 그런데 우리 부부만의 애칭처럼 느껴졌던 이 태명은 생각보다 쓰이는 곳이 상당히 많았다.
　먼저, 임산부 수첩에 아기 태명을 적는다. 임신 주수와 초음파를 볼 수 있는 아기 앱에도 태명을 넣는다.

임신과 동시에 산부인과에서는 나를 '엄마'라고 부르는데, 출산을 하고 난 후엔 아기의 태명을 붙여 '만두 엄마'라고 불러 준다.

병원 병실 문밖은 물론이거니와 조리원에서는 아예 신생아실 아기 베드 위에 태명이 적혀 있다.

우리는 출산 전에 아기 이름을 지어 태명이 아닌 이름으로 불리게 되었으나 생각해 보면 부모에게는 귀여운 태명이지만 가끔 난감해지긴 한다.

"쏘맥 엄마, 오늘은 초음파 보시는 날이에요."
"굿샷 엄마, 다음 진료 예약해 드릴게요."

미리 아기 이름을 정해 놓지 않는다면 조리원 퇴소하는 날까지 태명은 공개적으로 따라다니게 된다.

팁으로 태명이 아기에게 더욱 잘 전달되기 위해서는 된소리 혹은 거센소리가 들어간 단어를 추천한다. 이 소리로 만든 단어들은 아기의 두뇌에 좋은 자극을 주기 때문에 배 속에서도 더 잘 들릴 수 있으니 태명에 참고하길 바란다.

예를 들면 '씩씩이', '뽀뽀' 등과 같은 된소리와 '초코', '콩콩이'와 같은 거센소리가 들어간 단어면 더욱 좋겠다.

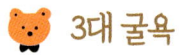 **3대 굴욕**

출산을 코앞에 둔 임산부라면 모두들 걱정하는 과정이 있다. 바로 출산의 3대 굴욕이라고 불리는 제모, 관장, 그리고 내진이다.

'내진'은 출산 전 마지막 검진 시에 의사의 손을 질 속으로 직접 넣어 아기가 어느 정도까지 내려왔는지 자궁이나 난소의 크기 등을 확인하는 검사다. 보통은 자연 분만을 할 때 검사하곤 하므로 제왕절개를 선택했던 나는 내진을 받지 않았다. 하지만 산모들의 말을 빌리자면, 상당히 아프고 고통스럽다는 경험담들이 많았고 그 덕에 내진을 두려워하게 되어 3대 굴욕에 포함된 듯했다.

당일 출산을 앞두었다면 '제모'의 단계부터 시작된다. 분만 방식에 상관없이 모든 임산부가 제모를 경험하는데, 이는 수술이건 자연 분만이건 위생상에 문제가 될 수 있기 때문이다.

분만 전, 간호사는 임산부에게 직접 제모를 해 준다. 여기서 제왕절개의 경우에는 수술 부위 쪽으로 일부분만 제모를 하기도 한다. 만약 이 상황이 조금 부담스럽다면 수술 전에 따로 왁싱을 하고 가는 방법도 있다. 분만 후 오로(분만 후에 나타나는 질 분비물)가 나오는 과정을 생각해 볼 때 왁싱이 보다 깔끔할 수는 있다. 그러나 왁싱의 고통이 두렵다면 당일 병원에서 받는 제모도 그리 치욕스럽지 않으니 걱정할 필요는 없다.

 마지막으로 관장이다. 수술이 아닌 자연 분만의 경우에는 분만 시 힘을 주며 출산하는 데에 방해가 되기 때문에 관장은 필수이다. 인위적으로 관장을 하고 10분 정도의 참는 시간 동안 실수를 해 버리는 상황도 발생할 수 있어 굴욕적인 순간으로 손꼽힌다.

 위와 같은 3대 굴욕 이외에 개인적으로는 소변줄을 꼽고 제거하는 일 그리고 패드를 갈아 주는 과정을 추가한다. 소변줄은 꼽거나 제거할 때 상당히 아프다. 나는 수술을 하고 마취가 된 상태로 소변줄을 꼽았지만 그렇지 않은 경우도 많아 산모들에게는 두려움의 시간이 된다. 출산을 하고 일부 소변이 배출된 후 소변줄을 제거하는 느낌도 굉장히 불편하고 기분이 나쁘다.
 또한 출산 후에는 한동안 생리혈과 같이 '오로'가 나오기 때문에 산모 패드를 한 채 생활해야 한다. 만약 수술을 선택했다면 마취가 풀리기 전까지는 내가 아닌 다른 사람이 패드를 갈아 줄 수밖에 없다. 나는 간호사 언니의 도움을 받았으나, 대부분의 병원에서는 가족 중 한 명으로 친정 엄마 혹은 남편이 패드를 갈아 주게 된다. 사랑하는 가족이기에 당연한 마음으로 남편과 엄마의 손을 빌릴 수 있겠지만 그 과정은 아마 그리 아름답지 않을 것이다.

 더불어 자연 분만으로 출산할 때에 하게 되는 회음부 절개도 손꼽는다. 아기가 태어나기 위해서는 반드시 회음부의 절개가 필요한데 그 범위는 의사마다 다르고 분만 상황에 따라 다르다. 실제로 너무 많이 절개하여 분만 후 회복 기간이 오래 걸렸다는 산모도 있다. 이로 인해 한동안 도넛 방석이라고 불리는 방석을 들고 다니며 엉덩이를 들썩거리는 상황이 연출되니 이 또한 굴욕이라고 이야기한다.

명칭을 '굴욕'과 '치욕'이라는 표현을 썼긴 하나 이 모든 과정들은 새 생명이 태어나는 데에 있어 꼭 필요하다. 우아하게 출산하여 신비롭고 경이로운 탄생을 꿈꿨겠지만 현실은 무척 다르다. 물론 아기를 낳는 고통에 비하면 굴욕 축에도 끼지 못하는 것들이나, 미리 참고하여 출산 시 당황스러운 일이 없도록 해 두자.

출산 전 궁금한 Q&A

Q: 만삭 사진은 찍어야 할까요?

A: 경험자로서 개인적으로는 스튜디오에서건 셀프이건 찍어 두기를 추천한다. 인생에 가장 뚱뚱했던 모습을 남기기 싫긴 하겠지만, 또 한편으로는 배가 불러 있는 모습이 생에 마지막이 될 수도 있기에 훗날에는 분명 추억이 된다. 아름다운 D라인은 아무나 가질 수 없는 것이기도 하지 않는가. 지금도 나는 만삭 사진을 볼 때마다 뭉클하고 신기하다.

Q: 임신 중 특별히 먹거나 먹지 말아야 할 음식이 있나요?

A: 병원에서 기본적으로 임신 시 피해야 할 음식은 안내해 준다. 술, 담배 등 임신하지 않아도 몸에 좋지 않은 식품은 당연히 금해야 하지만, 카페인이 들어간 커피는 하루에 1잔 정도는 괜찮다고 전해진다. 만삭 시에는 아기가 금방 커질 수 있기 때문에 과일이나 아이스크림 등 달달한 음식은 조금 자제하는 편이 좋다. 나는 막달에 특히 과일을 많이 섭취하여 출산 후 모유에서 과일의 신맛이 돌아 모유의 질이 조금 떨어졌던 경험이 있다. 맛있는 모유를 아기에게 전달해 주고 싶다면, 과일 또한 먹고 싶더라도 적당히 섭취해야 한다. 반면, 철분 생성을 위해 소고기는 임신 중 충분한 섭취가 필요하니 많이 먹어도 괜찮다.

Q: 임신 중 컨디션을 위해 약을 복용해도 될까요?

A: 요즘에는 입덧에 대한 약을 병원에서 처방받아 복용이 가능하고, 가끔 임신 중에 생기는 가려움증 역시 처방받을 수 있다. 임의로 약을 복용하는 것은 불가하나 병원에서 처방해 주는 약이 있으니 증상이 있을 때는 병원에 내원하는 편이 낫다. 만약 입덧으로 음식 섭취가 잘 되지 않거나 어지럼증으로 컨디션이 좋지 않다면, 임산부라도 수액을 맞을 수 있다. 단, 수액을 맞은 후 1~2kg의 몸무게가 증가할 수 있으니 놀라지 말길.

Q: 출산 가방은 언제 싸나요?

A: 진통이 일찍 올 수 있는 경우를 대비하여 출산 한 달 전부터는 조금씩 준비하도록 한다. 출산 가방은 가능한 남편이 싸거나 부부가 함께 챙기기를 추천한다. 출산 후에는 통증으로 인해 당분간은 몸을 움직이기 불편하다. 이때 남편의 도움이 필요할 수 있기 때문에 어디에 어떤 물건이 있는지 남편이 직접 숙지하고 있어야 도움받기가 수월하다.

Q: 출산 준비 용품에는 어떤 것이 있나요?

A: 단순히 여행 느낌으로 출산 준비를 한다면 큰 착각이다. 생각보다 출산 용품이 많고, 선물용으로 들어오거나 좋은 물건이라도 나의 집에는 막상 필요 없을 수 있으므로 사람마다 준비 용품이 다르다. 출산 준비 용품은 맨 뒤 페이지에 첨부된 리스트를 참고해 두도록 하자.

※ 임신 준비 리스트업(출산 가방/출산 준비 리스트): 책 뒷면 첨부

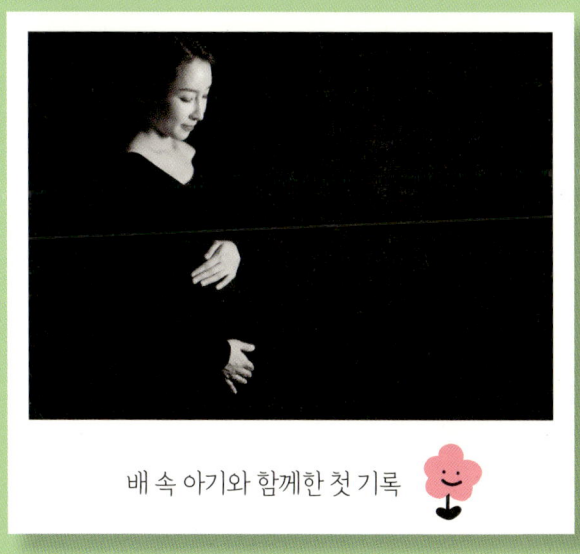

배 속 아기와 함께한 첫 기록

Chapter 2

제왕 절개냐 자연 분만이냐

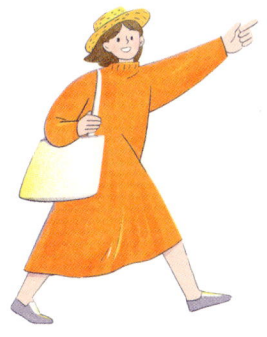

출산이 점점 다가오면, 분만 방식에 대해 고민한다.

옛날에는 뭐든 순리에 따르는 삶을 추구하여 자연 분만을 중요시했다. 그것이 회복 속도도 빠르며 아기에게 좋은 면역력을 가져다준다는 속설로 어쩌면 자연 분만이 당연시되었는지 모르겠다.
이에 비해 제왕 절개는 자연 분만에 실패할 때, 배 속 아기가 역아거나 아기의 크기가 클 경우 등, 자연 분만에 문제가 있을 때 행해지는 분만 방법이라고 생각한다. 몸에 칼자국이 남으며 회복 속도가 더디기 때문에 이런 두려움을 가진 엄마들은 '수술'이라는 말만 듣고 지레 겁부터 먹기도 한다.

나는 '선택 제왕 절개'로 아기를 낳았다. 선택 제왕 절개는 특별히 문제가 없음에도 자발적으로 수술을 선택하여 진행하는데, 요즘에는 이 방법으로 분만하는 산모들이 많이 늘고 있다. 그 이유를 꼽자면 아래와 같다.

첫째, 자연 분만의 고통이 두렵다.
둘째, 자연 분만을 하더라도 결국 수술을 받게 되는 상황이 발생한다.
셋째, 페인부스터(Painbuster)라는 존재로 예전에 비해 수술 후 통증이 크지 않다.

나는 평소 나의 체형상 자연 분만은 힘들다고 생각했었기 때문에 수술을 선택한 케이스이다. 골반이 좁고 말린 형태라 자연 분만 시 몸이 많이 상할 수 있다는 판단이었고, 결론적으로는 잘한 선택이었다고 생각한다. 자연 분만을 하고도 회음부 통증으로 인해 출산 후까지 고생하는 모습을 많이 보았고, 특히나 자연 분만을 원한다고 하더라도 고통은 고통대로 느끼면서 결국 수술을 받는 상황도 종종 발생하는 것 같았다. 이러저러한 수를 생각해 본다면 수술이 나에겐 더 적합했다.

10년 전만 해도 제왕 절개 수술에 무통 주사는 있었지만, 페인부스터(수술 부위에 초소형관 카테터를 사용해서 국소 마취제를 주입하는 시술)의 존재는 없었다. 따라서 10년 전 수술을 경험했던 산모들은 수술에 대한 끔찍한 고통 후기를 풀어놓곤 한다. 하지만 최근에는 이 페인부스터로 인해 제왕 절개로 출산하더라도 통증이 많이 심하지 않으며, 나만 해도 수술 후 둘째 날부터 걷기 시작한 걸 보면 회복 속도도 빠르다.

그렇다고 내가 제왕 절개를 무조건 권장하는 건 아니다. 출산을 하고 한참이 지났지만, 나는 수술 부위 주위로 아직까지 감각이 없다. 또한 켈로이드성 피부인지라 수술 자국이 선명하며, 이따금씩 가렵고 콕콕 찌르는 듯한 통증도 있다. (켈로이드성 피부인지는 대부분 수술 후에 알게 된다.)

이 밖의 분만 형태 중 제왕 절개와 자연 분만 이외에 '자연주의 출산'이 있다. 조금 생소한 이 분만 방식은 최근 연예인들이 선택하여 출산하면서 옛날보다는 조금 대중화가 되었다. '자연주의 출산'은 남편과 함께 물속에 들어가거나 그네를 타면서 따로 회음부 절개나 제모와 같은 과정 없이 그야말로 자연스럽게 출산하는 방법으로 자연 분만보다 고통을 덜 느낀다곤 한다.

개인적인 생각은 출산 방법이 어떠하든지 선택하는 건 산모의 자유이며 이것으로 모성애를 운운할 수 없다는 결론이다. 무엇보다 산모와 아기가 안전하고 편안하게 출산할 수 있는 방법을 택해야 한다. 더구나 요즘은 제왕 절개로 출산했던 산모가 다음 출산을 자연 분만으로 시도하는 브이백(VBAC)이 가능해졌다. 따라서 분만 방식을 결정하는 데에 예전보다 조금은 자유로워졌고 선택의 폭이 좀 더 넓어졌다.

번외로 나는 개인 병원에서 출산했다.
보통 수술을 택한다면, 대학 병원과 개인 병원 중 어디서 출산을 해야 할지 고민하게 된다. 나는 시설 및 서비스적인 부분, 그리고 집과의 거리가 가깝다는 점을 높게 생각하여 개인 병원으로 결정했다.
하지만 수술 당시 자궁 수축이 잘 되지 않아 수술 시간이 오래 걸렸고, 이 때문에 피를 많이 쏟아 철분 수치가 매우 부족했다. 하마터면 큰 병원으로 이송될 만큼 위험한 상황이었다고 들었다. 이런 경우는 상당히 드물며, 특이한 상황에 속한다. 그러나 만일을 대비하여 특히나 분만 방법 중 수술을 선택했다면, 대학 종합 병원 혹은 큰 병원과 가까운 개인 병원에서 출산을 계획해 두는 편이 좋겠다.

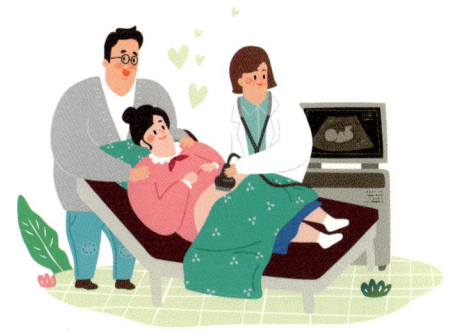

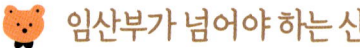 임산부가 넘어야 하는 산

임신이 시작되고 출산하기까지 그 열 달 동안 '임산부'가 넘어야 하는 산은 끊임없이 등장한다.

📷 7주 차

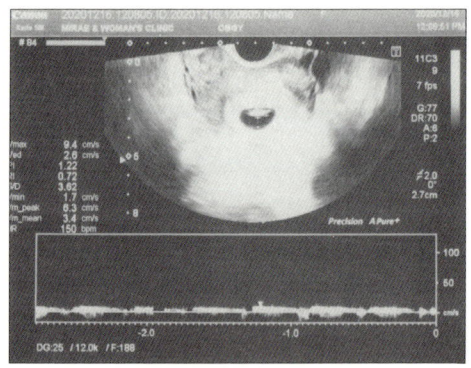

〈 아기의 첫 심장 소리 〉

임산부로서의 처음은 온전한 아기가 되어 임산부 등록을 할 수 있는 7주까지의 기간이다. 이 시기에는 아기집이 보이고, 아기집 안에 난황이 생긴다. 그리고 7주 차에는 반짝거리는 아기의 심장을 보며 그 소리를 직접 들을 수 있다.

나는 임신 4주~5주 차에 임신 테스트기로 임신을 확인하고 산부인과에 내원했다. 난황이 보이고 심장 뛰는 소리까지 들어야 비로소 임산부 등록증을 받는데, 그때의 기분은 공식적인 임산부가 된 느낌이다. 나에겐 이 기간이 참 길게도 느껴졌었다. 아마 이 시기에 난황이 생기지 않고 심장이 뛰지 않아 1차적으로 유산을 겪는 산모들이 많았기에 더욱 조마조마했던 듯싶다.

(임산부 등록이 되고 난 후에는 국민행복카드를 발급받아 정부 지원금을 받을 수 있다.)

📷 12주 차

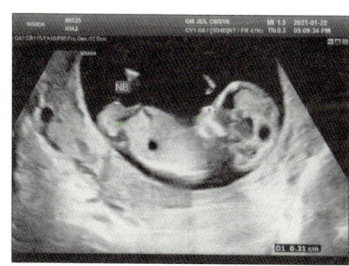 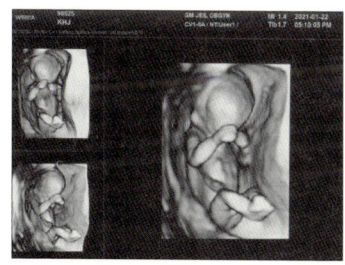

〈 12주 차 입체 초음파 〉

심장 뛰는 소리까지 확인이 되면, 12주 차에 '기형아 검사'라는 산을 넘게 된다.

만 35세 이상의 산모는 노산으로 분류되어 상대적으로 기형아 출산율이 높아질 수 있음에 따라 나라에서 양수 검사나 니프티 검사를 안내하는 것이 의무가 되었다.

양수 검사는 정확도가 99%이지만, 검사하는 과정에서 태아에 무리가 갈 수도 있는 가능성 때문에 나는 정확도 98%인 니프티 검사를 선택했다. 물론 이 검사들이 의무는 아니었고 일반 검사에서도 정확도가 94%였지만, 개인적으로 노산이라는 불안함에 니프티 검사로 결정했으며 그 결과 정상이었다.

내가 임신했었을 당시에는 정부에서 60만 원 정도를 국민행복카드에 지원받아 병원비로 사용할 수 있었는데, 니프티 검사 하나로 지원금을 전부 사용했을 만큼 가격이 비쌌다.

기형아 검사에는 이 외에도 초음파를 통해 목 투명대를 살펴보는 검사가 포함된다. 기형아 검사를 할 수 있는 임신 12주 차부터는 질 입구가 아닌 배에 초음파 기구를 대어 부부가 함께 아기의 모습을 살펴볼 수 있다. 예비 엄마 아빠가 함께 초음파를 통해 아기를 살펴보는 경험은 또 다른 새로운 느낌이다. (목 투명대는 아기의 염색체 이상 및 기형을 살펴보는 검사로 3mm 이하면 정상으로 간주한다.)

더불어 이 시기에는 초음파 사진이나 영상으로 각도법을 적용해 보며 아기의 성별을 미리 예측할 수 있다. 정확성에서는 검증되지 않았으나 성별이 궁금한 엄마 아빠들은 이 방법을 활용하여 미리 예상해 보기도 한다.

📷 16주 차

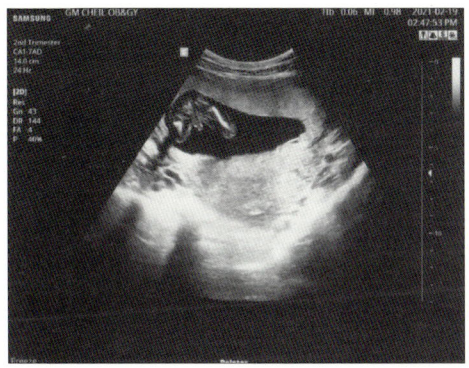

〈 아기의 성별 확인 〉

내방의 16주.

임신 5개월 차에는 의사 선생님으로부터 아기의 성별을 판별할 수 있다. 또한 '안정기'로 접어들어 임산부가 태교 여행을 계획하는 시기이기도 하다.

"아들이다!"

우리 의사 선생님은 돌려 말하기 따위는 하지 않으셨다. 잠시 생각할 시간도 없이 나는 그렇게 아들을 얻었고 현재 나에게 아들이 있다는 사실이 살짝 당황스러울 때도 있지만, 그마저도 나에게는 너무나 사랑스러운 아기로 커 가고 있다.

임신 16주인 안정기가 되면 '임밍아웃'을 하는 경우가 많다. 주변

지인에게 축하를 받고, SNS에 공개하기도 하며, 조심스러웠던 임신 초기를 지나 이제야 가족에게 알리기도 한다. 나 역시 이 시기에 임밍아웃을 했다.

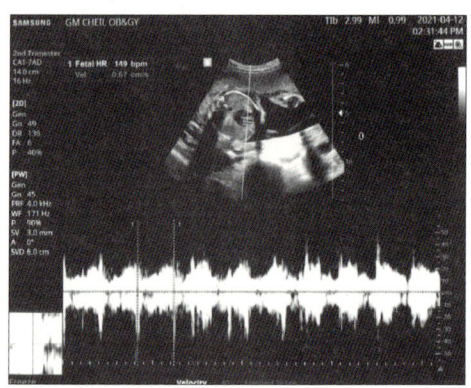

〈 건강한 아기 심장 소리 〉

안정기의 기쁨도 잠시, 병원마다 다르지만 24주에서 28주 사이가 되면 '임당 검사'를 받게 된다. 선천적으로 당뇨를 가지고 있거나, 식이 요법 조절에 실패하여 임당(임신 당뇨)으로 판정되기도 하고 혹은 노산일 때에도 임당 확률이 높다.

임신 당뇨로 판정이 나면 출산할 때까지 끊임없이 식이 요법을 하며 매일 혈당 체크를 하게 된다. 출산을 했지만 평생 당뇨를 달고 살아야 할 가능성도 있기에 특별히 신경 써야 할 부분이다.

나는 임당 검사를 앞두고 3주간 식이 요법을 했다. 단것은 먹지 않았고, 밀가루를 끊었으며, 과일도 줄였다. 탄수화물 대신 단백질을 주로 먹었고 채식 위주로 생활했다.

그리고 임당 검사의 날.
혈액 검사 결과는 약 15분 정도 걸렸던 것 같다.

"엄마, 재검 받으러 오셔야 해요."

간호사의 이 말이 나에게 하는 말인가 싶었다.
1차에서 임낭 수치가 나오면 2차 재검을 받고, 그때에도 임당 수치가 나온다면 임신 당뇨로 판정 난다. 다리가 후들거렸고 집으로 향하는 발걸음이 무거웠다. 임당 검사를 시원하게 받고 맛있는 뷔페를 먹을 생각이었는데 입맛이 하나도 없었다. 그래도 뭐 어쩌겠냐. 식당으로 향했고 우울한 분위기로 식사를 하려는 찰나 병원에서 전화가 왔다.

"엄마, 임당 커트라인이 140인데 기계 검사에서 139로 나왔어요! 축하해요! 재검에 오실 필요가 없겠어요!"

얼떨떨한 상태로 전화를 끊고 나는 남편과 하이 파이브를 했다.

내가 다녔던 병원은 기존 혈액으로 한 번 더 기계 검사를 진행하는 시스템이었고, 그 검사에서 임신 당뇨를 교묘하게 피해 갔다. 임당 커트라인 바로 아래의 수치가 살짝 찝찝하긴 해도 임신 당뇨가 아니라니. 다행이었다.

생각해 보니 나는 임당 검사를 앞두고 식이 요법을 조절한다고는 했지만, 거의 음식을 먹지 않았었다. 무엇을 먹어야 할지도 잘 모르겠고 차라리 그냥 '굶어야겠다.'라고 생각했었다. 하지만 그때는 몰랐다. 장기간의 공복 혈당이 얼마나 무서운 것인지를 말이다. 평소 공복 시간이 오래 지속되면, 오히려 일반 혈당에 비해 상대적으로 높게 나올 수 있다. 따라서 마냥 굶기보다는 차라리 먹고 싶은 음식을 조금씩 먹는 편이 더 적은 혈당으로 측정될 가능성이 높다.

혹시나 임당 검사를 앞두고 식이 요법을 해 보겠다며 나와 같이 굶거나 하는 바보 같은 일은 없길 바란다.

아주 큰 산이었던 임당 검사가 끝나고 나는 비로소 홀가분하게 태교 여행을 다녀왔다.

📷 28주 차

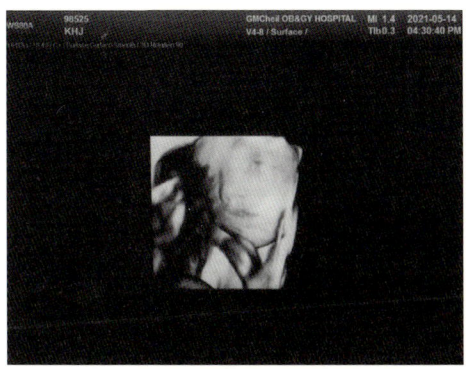

〈 초음파를 통한 아기 얼굴 〉

임신 후기에 접어드는 28주 이후에는 아기의 크기 및 위치가 중요하다. 아기가 많이 크거나 역아일 경우에는 출산 시 수술이라면 상관없겠으나, 자연 분만을 선택했다면 불가능할 수 있기 때문이다.

초음파에서 보는 아기의 크기와 실제 크기는 어느 정도 차이가 있어 막상 아기가 클 것으로 예상했지만 예상외로 작은 아기가 태어나기도 한다. 그러나 보다 안전하고 원활하게 출산하기 위해서는 아기를 배 속에서 너무 크게 만들지 않는 편이 좋다.

요즘에는 자연 분만을 위해 배 속 역아를 정방향으로 돌리는 시술도 있다고 하니 참고로 알아 두자.

📷 막달

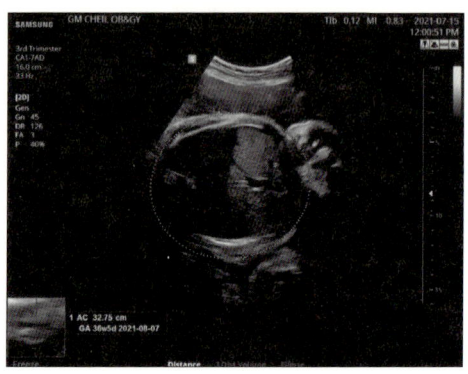

〈 출산 전, 아기 머리 둘레 〉

거의 막달 즈음에는 아기의 조산을 걱정한다.

갑자기 자궁 경부 길이가 짧아지거나 배가 아래로 많이 내려와 보인다면 조산을 예측한다. 나는 상당히 배가 내려왔지만 가능성은 전혀 없었다. 이렇듯 사람마다 다르기 때문에 출산이 임박해 오는 이 시기에는 매주 병원에 내원하여 조산이 될 수 있는지 확인해 보아야 한다. 만약 가능성이 있을 시에는 출산 시기를 조절하기도 한다.

제왕 절개 수술을 선택한다면 출산 날짜를 미리 고를 수 있는데, 의사 선생님은 아기 폐 성숙을 위해 38주 이후로 수술하기를 권할 것이다.

나는 38주 6일로 날짜를 택했다. 날짜를 잡고 나니 그전에 진통이 와서 미리 양수가 터지진 않을까 불안해진다. 실제로 양수가 먼저 터지기도 하니 만삭 때는 집에서 너무 먼 곳을 돌아다니거나 몸을 많이 움직이는 행동은 자제한다. 반대로 날짜가 임박했는데 아기가 내려오지 않는다면, 많이 움직여 아기가 빨리 내려올 수 있도록 해야 하는데 이럴 때에는 유도 분만을 통해 출산하기도 한다.

나는 다행히 원하는 날짜에 맞춰 출산할 수 있었고,
2021년 7월 24일 오전 10시 11분.
그렇게 우리 아기, 만두가 세상에 나왔다.

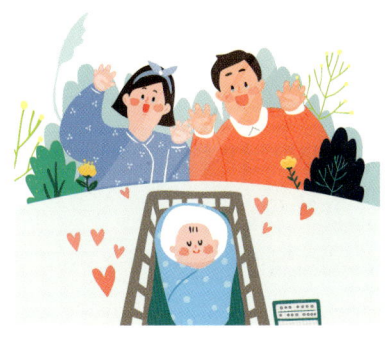

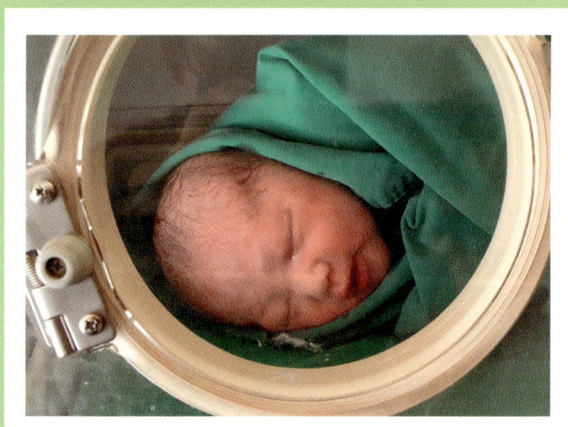

3.3kg의 아기
첫 세상과 마주하다

Chapter 3

조리원 입문 - 꿀 같은 2주를 보내려면

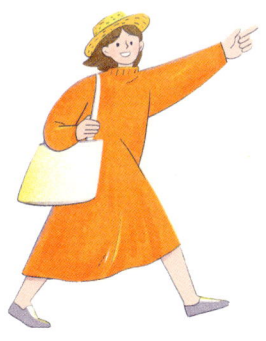

🐻 모유 수유는 처음이지?

출산 후 2~3일 즈음. 산모들은 가슴이 서서히 단단해지며 아파오기 시작한다. 나처럼 수술을 선택한 산모는 모유가 처음 나오는 순간을 병원에서 경험하게 되는데, 여기서 알아 두어야 할 점이 있다. 바로 '병원'이라는 곳은 단지 의료 목적의 장소일 뿐이라는 사실.

"저 모유가 나오는 것 같아요, 가슴이 단단해지고 아픈데 어떻게 해야 하나요?"
"유축하시겠어요? 아니면 아기에게 좀 물려 보시겠어요?"

아기를 낳자마자 이 모든 선택권은 엄마에게 달려 있다. 모유 수유에 대해 1도 모르는 초산모지만, 그 사정을 생각해 주는 사람은 아무도 없다.

"가슴이 심하게 아픈데, 계속 놔두면 유선염에 걸리는 거 아닌가요?"
"아…… 그럼 아기한테 물려 볼까요?"

"가슴 마사지 팩 같은 건 없나요? 초유는 먹이고 싶은데 조리원에 가서 먹이면 너무 늦지 않을까요?"

"저희는 따로 팩은 제공하지 않아서… 유축기로 유축을 해 보시는 게……."

언제 모유 수유를 해야 한다, 유축을 해야 한다, 유축의 방법이나 수유의 방법, 병원에서는 그 모든 것들에 대한 교육은 없었다. 무조건 아기에게 젖을 물리거나 유축을 해 보시는 게 어떠냐는 말뿐.

물론 병원에 따라 다르겠지만, 대부분의 병원은 의료 목적만 시행하기 때문에 이러한 부분에 대해서 자세하게 가르쳐 주지 않는다. 나는 몹시도 답답했고, 생각 이상으로 아파지는 가슴 통증에 고통스러웠지만 해결할 수 있는 방법이 하나도 없었다. 결국 모유가 흐르는 상태로 조리원에 들어갔고 그제야 말로만 듣던 '가슴 마사지'를 받은 뒤에야 통증에서 벗어났다.

조리원은 병원과는 달리 산모의 조리를 우선으로 하는 곳이다. 단순 의료 행위만 해 주는 병원에 비해 산모의 신체적, 정신적 건강을 책임지는 장소로서 '조리원 천국'이라는 단어가 생긴 것 같기도 하다.
피폐해진 몰골로 조리원에 들어간 후에는 단단해진 가슴을 풀어 주는 가슴 마사지를 받게 된다. 그리고는 모유 수유 및 유축하는 법, 수유 시 조심해야 할 사항 등을 교육받으며 그동안 내가 궁금했던 부분들을 전부 해결할 수 있다. 굳이 조급해하지 않아도 어차피 조리원에서 자연적으로 알게 되는 문제였지만, 모든 상황이 처음인 초산모에게는 아주 당황스러운 일이다. 만일 출산에 대한 정보들을 조금이나마 미리 알고 있었더라면, 모유가 나오려고 하는 이와 같은 순간에 훨씬 여유롭게 대처할 수 있지 않았을까.

병원에서 모유 수유를 해야 하는 일이 생겼는데 명확한 해답을 얻지 못할 상황에 대비하여, 아래와 같은 몇 가지 정보들을 참고해 보도록 하자.

첫 모유 수유를 위한 꿀팁

1. 출산 후 가슴이 단단해져 젖이 돌기 시작했다면, 유축을 하거나 아기에게 젖을 물리는 등 모유를 가슴에서 어느 정도 빼내야 통증이 감소한다.

2. 모유 수유는 하면 할수록 젖 양이 늘어난다. 특히 유축을 하는 것보다 아기가 젖을 직접적으로 빨 때 더욱더 젖 양이 많아진다.

3. 초유는 조리원에 들어가서도 먹일 수 있지만, 초유의 기간은 출산 후 둘째 날부터 5일째까지 분비되는 경우가 대부분이므로 가능하다면 병원에서부터 먹이는 편이 좋다. (처음 초유는 개나리빛 노란색을 띠며, 점점 색이 옅어져 시간이 지날수록 모유의 색은 하얀색으로 변한다. 노란색이 점점 옅어지면 초유로써의 역할은 끝이 난다.)

4. 모유 수유의 자세가 힘들 시에는 유축기로 유축하여 아기에게 초유를 먹일 수 있도록 한다.

5. 단유를 염두에 두고 있더라도 병원에서는 신경 쓰지 말고 유축을 하거나 아기에게 젖을 물려 본다. 단유는 조리원에서 준비해도 늦지 않다.

6. 유선염이나 젖몸살을 방지하기 위해 가능한 젖이 돌기 시작하면 본인이 직접 혹은 남편에게 부탁하여 가슴 마사지를 하도록 한다.

7. 출산 전, 병원에 있는 유축기의 종류나 사용 방법을 미리 알아 두면 좋다. 또한, 간단하게라도 모유 수유의 방법을 배워 간다면 더욱 수월하다.

유축기

유축기에는 마사지 기능과 유축 기능이 있다. 강도에 따라 다르지만 나는 마사지 모드만으로 충분한 젖 양이 나올 만큼 모유 양이 많았다. 기본적으로는 마사지 모드 후 유축 모드로 전환하여 유축을 한다. 나는 당시 첫 유축양이 30ml 정도였는데 보통 이 정도 양이라면 상당히 많이 유축된 편이었다. 주로 처음 유축할 때에는 5~10ml의 적은 양이 대부분이다.

처음부터 오래 유축을 하게 되면 젖 양은 늘어나겠지만, 젖꼭지 통증으로 고생을 할 수 있다. 따라서 처음에는 유축 시간을 짧게 설정한다.

모유 수유(직수)

생각보다 모유 수유의 자세가 쉽지 않다. 이론으로 배운다고 해도 실전과는 차이가 있기 때문에 해 보기 전에는 알기 어렵지만, 대충 어떤 것인지 알아 두면 나쁠 것은 없다.

모유 수유는 젖꼭지의 유륜까지 전부 아기의 입에 들어가야 엄마와 아기가 편하게 수유할 수 있다. 겁먹지 말고 아기의 머리를 살짝 가슴 쪽으로 끌어당겨 아기가 유륜 깊숙이 젖을 물도록 도와준다. 아기가 젖을 빨기 시작하면, 한쪽 가슴씩 시간을 정해 번갈아 가며 수유한다.

빠는 힘이 부족한 아기거나 엄마의 유두가 수유에 적합하지 않을 때 아기가 불편하여 울기도 한다. 그럴 때는 유두 보호기를 착용하여 수유에 도움을 받을 수 있으며, 보통은 조리원에서 구매가 가능하다.

　아기와 엄마가 정확히 밀착한 상태여야 건강한 수유가 가능하고, 아기는 입이 아닌 턱 근육을 사용하여 빠는 것이 정석이다. 하지만 수유를 처음 경험하는 아기에게도 쉬운 일은 아니므로 아기마다 힘들어 하기도 한다.

　모유 수유는 선택할 수 있지만, 하고 싶다고 모두 할 수 있는 것은 아니다. 젖 양이 너무 적거나, 젖 양은 많으나 아기가 지나치게 잘 먹어서 내 젖 양으로 충분하지 않은 경우도 있다. 따라서 모유 수유의 여부는 직접 경험하게 되는 조리원에서 결정된다.

젖몸살과 유선염

　출산 후에는 모유 수유를 위해 가슴에 젖이 차오르게 되는데, 이때 생기는 통증을 '젖몸살'이라고 한다. 경험해 보지 못한 심한 통증과 열감에 잠을 이루지 못할 정도로 아파 공포스럽다고도 이야기한다. 주로 젖이 차오를 때 유축을 하지 않거나 수유를 하지 않을 때, 혹은 유선염으로 인해 발생하기도 한다.

　'유선염'이란 젖이 제대로 배출되지 않아 모유가 유선에 고이게 되어 염증이 생기는 것을 말하는데, 방치 시 절제를 해야 할 수 있으므로 주의해야 한다.

　젖몸살을 예방하기 위해서는 모유 수유 또는 유축기를 사용하여 모유를 자주 배출해 주거나 가슴 마사지를 통해 완화시킬 수 있다.

냉찜질도 도움이 된다. (* 양배추 크림, 팩 추천.)

또한 유선염이 발생되지 않도록 평소에 모유 찌꺼기가 고이지 않게 하고, 유두 주변의 상처로 인한 세균 감염에 주의한다.

특히 단유를 염두에 두고 있다면 반드시 단유 마사지를 통해 모유 찌꺼기를 모두 배출해야 하며, 조금이나마 의심스러울 시엔 병원에 내원한다.

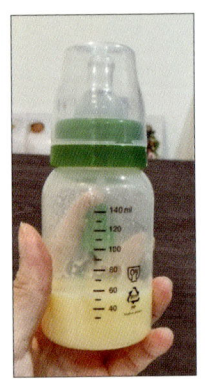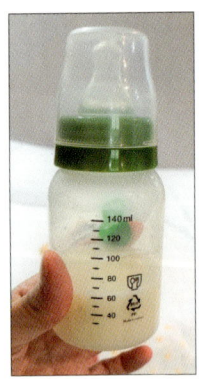

〈 초유 → 모유 단계 〉

🐻 '수유콜'의 압박

'조리원 천국이라더니 대체 뭐가 천국인 거지?'

이렇게 생각했다면 아마 그 생각에 가장 큰 영향을 미치는 것은 바로 '수유콜' 때문이 아닐까 싶다.

산후조리원이 산모의 몸조리를 최우선시하는 장소는 맞으나, 마치 모유 수유를 건강하게 하기 위한 곳 같다는 착각을 불러일으키기도 한다.

신생아는 약 2시간 텀으로 수유를 한다. (* 신생아: 태어난 지 한 달까지의 아기)

태어난 첫날에는 약 10ml 정도 밖에 먹지 못하지만, 점점 먹을 수 있는 양이 늘어나 조리원 퇴소 시에는 한 번에 약 40ml~60ml 정도까지도 먹게 된다. 적은 양을 먹는 아기는 소화도 빨라서 조리원에 있는 동안 산모는 보통 빠르면 1시간 반~2시간의 텀으로 수유를 해야 한다.

이때 조리원에서는 각 산모의 방으로 전화를 걸어 수유할 시간임을 알려 주는 일명 '수유콜'을 보낸다.

"수유하시겠어요?"

"아뇨, 이번에는 보충해 주세요."

여기서 수유란 엄마가 직접 아기에게 젖을 물리는 '직수(직접 수유)'를 의미하고, '보충'이란 엄마가 미리 유축해 놓은 모유 혹은 분유를 직수 대신 먹이는 것을 뜻한다.

조리원에서 산모들은 '완모(완전 모유)'와 '혼합 수유' 중 하나를 선택한다. (때로는 오로지 분유만 먹이는 '완분'을 선택하기도 한다.) 완모는 낮이건 밤이건 상관없이 아기에게 젖을 물리는 즉, 100% 모유 수유만 하는 방법을 말한다. 혼합 수유는 모유와 분유를 번갈아 가면서 먹이는 방법으로 산모가 원할 때마다 직수를 하거나 분유를 먹일 수 있다. 하지만 처음에는 모유가 잘 나오지 않기 때문에 모유만으로 아기의 수유를 완전히 감당하는 것은 조금 힘들다. 따라서 결국엔 혼합 수유를 하게 된다.

분유를 먹기 전에 아기가 아직 수유텀이 되지 않았는데 배가 고파 운다면, 간식의 개념으로 직수를 함으로써 아기에게 젖을 물려도 괜찮다. 젖을 물고 있는 것만으로 아기의 만족감을 채울 수 있으나, 이 것은 자칫 배고픈 아기의 화를 돋우게 될 수도 있으니 분유로 충분히 배를 채운 이후 젖을 물려 본다.

만약 내가 출산하고부터 무조건 '완모를 하겠다'라고 생각했다면 조리원 수유실에서 밤이건 낮이건 젖을 물리며 살게 될 가능성이 크다. 아마 대부분 그렇게 하지는 않겠지만 말이다.

결론은 나는 어찌되었던 개인적으로 혼합 수유를 추천한다. 유일하게 나 자신을 위할 수 있는 공간인 조리원에서만큼은 산모의 휴식도 중요하다. 완모가 하고 싶다면 조리원을 퇴소하고 집에서부터 시작해도 충분하다.

밤에는 무조건 수유콜을 받지 않는 쪽을 권장한다. 조리원 생활이 끝나면 자고 싶어도 밤에 잘 수 없는 환경이 강제적으로 만들어지기 때문이다. 유일하게 밤잠을 누릴 수 있는 기회를 놓치지 않길 바란다.

나는 1달의 모유 수유를 계획했고 단유를 하겠다고 다짐했지만 또 한 가지 복병이 있었는데 그것이 참으로 마음을 뒤숭숭하게 만들었다. 유교 사상이 뿌리 깊게 자리 잡은 대한민국에서의 모유 수유는 곧 모성애와 직결되는 느낌을 받는다. 모유 수유를 하지 않으면 나쁜 엄마, 이기적인 엄마로 전락하는 것처럼 보이거나 때론 모유 수유를 하지 않았기 때문에 면역력이 떨어진다는 이야기로 아기의 건강을 문제 삼기도 한다.

"그러게 네가 모유 수유를 좀 더 했었으면 아기가 덜 힘들었잖니."

나는 조리원에서 나오고 얼마 지나지 않아 완분을 했다. 당시에는 오히려 분유를 권장하셨던 부모님도 매번 아기가 수유텀을 못 기다리고 우는 모습이 안쓰러우셨던지 빠른 단유를 아쉬워하셨다.

모유 수유의 선택은 엄마의 자유다. 그럼에도 타인이 관여하여 수유에 대해 왈가왈부한다는 것은 아직까지 이해하기 힘들다. 나의 경우에는 더군다나 남편 역시 모유 수유를 반대했다. 그런데 매번 울리는 수유콜에서 '보충해 주세요'를 말하는 내 모습에 죄책감이 들었던 것은 왜일까.

솔직히 나는 건강한 모유 수유에 자신이 없었다. 산후로 몸이 좋지 않아져서 병원에서도 모유 수유를 권장하진 않았지만, 결정적인 이유는 또 있었다. 모유 수유를 하기 위해서는 엄마가 먹는 음식도 굉장히 중요한데, 음식에 대한 스트레스가 심했던 나에게는 너무나 참기 힘든 고통이었다. 하물며 나는 모유량이 많은 편이었음에도 불구하고 아기는 워낙 먹성이 좋았기에 항상 모유가 더 안 나온다고 쩌렁쩌렁 울기 일쑤여서 그 또한 견디기 힘들었다.

결국 자의 반, 타의 반 나는 직수 30%, 보충 70%의 비중으로 수유를 하고 있었다. 그러나 유축을 하여 신생아실로 젖병을 가져다주면서 간호사 선생님 면전에 대고 "오늘은 보충해 주세요"라고 말해야 하는 시간이 올 때마다 마음이 불편했다.

왠지 나를 비난하지는 않을까 쓸데없는 걱정을 하며 나 자신이 마치 큰 잘못을 하고 있는 사람처럼 눈치가 보였다.

아무도 뭐라고 하지 않았고
아무도 비난하지 않았음에도
모유 수유를 당연시하는 무리 속에서 반항아가 된 느낌이랄까.

만일 나와 같이 모유 수유에 크게 마음이 없는 산모라면, 미리 조리원에 입성할 때 이야기해 두는 편이 수유콜에 대한 스트레스를 좀 덜 받는 방법이다.

예를 들면, '저는 곧 단유를 생각하고 있어 거의 보충을 할 예정이다. 따라서 오전, 오후 한 번씩만 직수를 하겠다.' 등 구체적으로 생각해 놓는 편이 좋다.

번외로 나는 모유 수유를 많이 하지 않았지만, 엄마가 아기에게 완모를 하고 싶어 하는 마음은 이해한다. 모유 수유를 할 때 아기와의 따뜻한 교감은 무엇과도 견줄 수 없기 때문이다. 그건 말로 표현할 수 없는, 엄마와 아기만이 느낄 수 있는 행복한 교감이다. 나는 내가 원해서 단유하고자 직수를 많이 하지 않았으나 마지막 모유 수유가 굉장히 아쉬웠던 기억이 있다.

🐻 단유의 선택

일평생 모유 수유를 할 수 없기에 언젠가는 단유를 하게 된다. 모유가 아기에게 신이 내린 선물이라고 할 정도로 좋은 영양소를 갖고 있는 것은 분명하지만, 모유 수유가 길어지면 단유가 힘들어진다는 단점이 있다.

내 지인 중 다수의 사람들은 모유 수유를 하는 가장 큰 이유가 '편해서'라고 대답했다. 아기가 배고프다고 울고 있을 때 분유는 조제하는 과정 자체가 조금은 번거로운 데에 비해 모유는 바로 엄마가 그 자리에서 젖을 물리면 되기 때문이다. 더구나 모유에는 수분 함량이 많이 포함되어 있으므로 아기가 배고프다고 울 때마다 수유를 해도 어느 정도 무방하다고 본다. 그러나 분유를 모유처럼 무조건 아기에게 줬다가는 뱃골이 늘어나 비만 아기가 될 확률이 높다.

편리성이나 영양분 등 다양한 이유로 모유 수유를 선택한 엄마들은 아기가 자라고 치아가 생기면서 수유 시 통증 때문에 점차 단유를 염두에 두기 시작한다. 모유 수유가 지속되면 이유식을 거부하거나 모유에 대한 집착이 생기는 경우도 있어 단유를 계획하곤 한다. 실제로 주변에 아기가 돌이 지났지만 모유 수유를 끊지 못해 여전히 단유하지 못하고 있는 엄마도 있다.

모유 수유를 하려고 결정한 후에는 단유하는 시기까지 미리 정해 놓아야 하며, 그 시기가 될 때 즈음에는 아기에게 젖병을 사용하여 분유에 적응을 시켜 본다.

나는 한 달의 모유 수유가 끝나고 수유를 하지 않으니 운 좋게 저절로 단유가 되었다. 하지만 꾸준히 모유 수유를 했던 산모라면 단유 마사지를 통해 건강하게 단유하는 편을 권장한다. 만일 그렇지 않았다가는 모유 찌꺼기가 유선에 막혀 유선염으로 발전될 가능성이 있기 때문이다.

더불어 단유를 결정했다면, 계획한 날부터 직수는 절대로 하면 안 되며(모유가 더 많이 생기게 된다), 젖몸살이 참기 힘들 정도로 심할 때에는 직수가 아닌 유축을 하여 통증을 완화시키도록 한다.

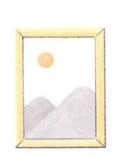

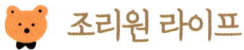 **조리원 라이프**

'분유는 어떻게 타는 거지… 배냇저고리는 몇 개나 사야 하지…….'

38년 인생을 살면서 육아는 그저 남의 일이라고 생각해 왔다. 그렇기 때문에 당연히 육아에 대한 정보는 알 리 없었고, 관심도 없었다. 임신했던 열 달 동안, 충분히 아기를 위해 많은 생각을 하고 준비를 했지만, 막상 출산을 하고 보니 뭐가 이렇게 모르는 것이 많은지.

조리원 생활은 무척 새로웠고, 한편으로는 이제부터 이 아기의 보호자로 살아가야 한다는 현실을 생각하니 무서웠다. 분명 부모라는 2인분의 존재가 있는데도 불구하고 모든 감당은 오로지 엄마인 나 혼자 해야만 하는 문제 같아서 순간 부담이 밀려왔다. 특히나 '엄마'라는 존재는 지금까지 나에게 항상 든든한 버팀목이었는데, 아직 부족하기만 한 내가 누군가의 슈퍼맨이 되어야 한다니… 자신이 없었.

이런 막연한 두려움의 최선은 대비하는 것이 방법이다. 그런데 출산 전 아무리 꼼꼼하게 계획을 세웠던 산모라도 조리원에 막상 들어가면 모르는 것 투성이다. 따라서 매 시간마다 정보에 대해 검색하고 공부하며 그 아까운 조리원 생활을 훌쩍 지나 보내게 된다. 물론 그것이 나쁜 것은 아니나 적지 않은 시간을 투자해야 하는 일이기에 경험자로서 조금 안타까울 뿐이다.

 만약 출산 전까지 출산 준비 리스트를 완료하지 못했다면, 적어도 조리원을 나오기 전에 다음과 같은 다섯 가지는 꼭 준비하여 대비하자. 그 이외에는 조리원 퇴소 후 아기를 키우며 해도 늦지 않다.
 더불어 조리원 라이프를 즐기기 위한 정보들을 몇 가지 공유한다.

조리원에서 준비해 두어야 할 최소 아기용품
1. 젖병
2. 가제 수건
3. 기저귀와 분유
4. 목욕용품
5. 젖병 소독기 / 유축기 (모유 수유를 위한 수유 쿠션)

조리원에서 볼 유튜브
맘똑TV, 다울아이TV

조리원에서 볼 만한 드라마
산후조리원, 고백부부, 하이바이마마, 히야마켄타로의 임신

조리원에서 찍는 아기 사진
토퍼, 디데이달력
(사진도 좋지만, 특히 아기 동영상을 많이 찍어 두는 것을 추천한다.)

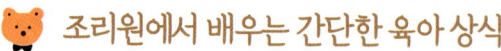 조리원에서 배우는 간단한 육아 상식

"자기야, 우리 아기는 왜 이렇게 힘을 주는 거지? 어디 불편한가?"
"똥 싸는 거 아니야? 이상하네."
"선생님, 저희 아기는 얼굴에 각질이 너무 많은데, 이거 왜 이런 거예요? 피부가 건조한 거 아닐까요?"

신생아실 침대에 놓인 우리 아기를 보면 '아, 우리 아기도 태어나자마자 사회생활 시작인가.' 생각이 들면서 다른 아기들과 한눈에 비교가 된다.

옆의 아기는 머리숱도 많고, 어떤 아기는 콧대가 오뚝하니 예쁜데 우리 아기는 새까맣고 이름 모를 각질까지 있으니 걱정이 이만저만이 아니다. 뽀얗고, 분유 냄새나는 뽀송뽀송한 아기. 내가 예상했던 신생아와는 전혀 다른 모습에 불안하고 초조해진다.

14일의 조리원 생활은 내가 살았던 이전의 삶에서 볼 수 없었던 새로운 세계이다. 조리원에서도 육아를 위한 기본적인 교육을 받게 되겠지만 그것만으로는 부족하다. 예상컨대, 궁금증은 오히려 더욱 커지게 된다.

조리원에 있으면서 개인적으로 가장 궁금했던 정보들을 공개하니 메모하며 배워 두도록 하자.

1. 신생아 용쓰기

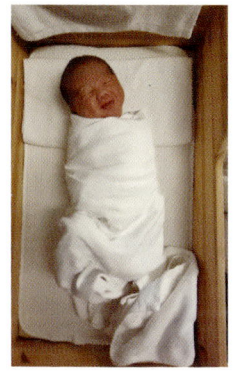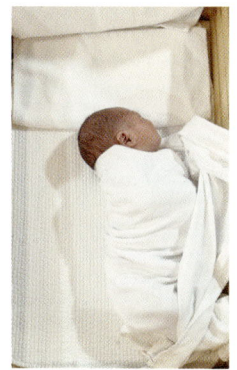

〈 몸을 비틀면서 용을 쓰는 모습 〉

조리원에 있을 때 아무도 가르쳐 주지 않아 몰랐고 답답했던 육아 상식 중 하나는 제일 먼저 '신생아 용쓰기'를 꼽는다.

아기는 태어나자마자 단기간에 급성장을 함으로써 그에 따라 느끼는 성장통 같은 통증으로 잠을 자고 있건 깨어나건 몸을 비틀며 용쓰기를 한다. 배에 힘을 주는 방법을 아직 터득하지 못하는 이유로 생기는 용쓰기는 아주 자연스러운 현상이다. 고통스러워 보이는 아기의 모습에 초보 엄마 아빠는 걱정을 할 수밖에 없겠지만, 어느 정도 아기가 자라면 자연스럽게 없어지니 너무 신경 쓸 필요는 없다.

그러나 아기가 심하게 용을 쓰고 잠을 못 이룬다면, 일반 용쓰기가 아닌 배앓이와 같은 소화 장애 때문일 수도 있으니 이때에는 잘 살펴보아야 한다. 단순한 용쓰기는 가볍게 베이비 마사지로 아기의 몸을 시원하게 풀어 주는 것도 도움이 된다.

2. 각질

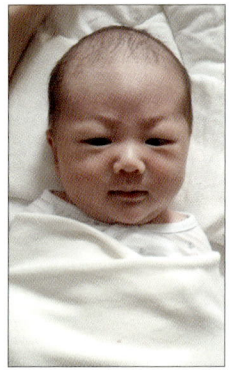 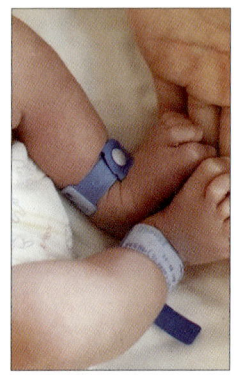

〈 아기 얼굴과 발 부분에 보이는 각질 〉

우리 아기는 태어나고 조리원을 졸업할 때까지 피부가 검고, 얼굴과 몸 중간중간 각질이 많았다. 병원이나 조리원에 있는 동안 이 정도로 까맣고 각질이 일어나는 아기는 찾아볼 수 없어 더욱 걱정스러웠다. 하지만 시간이 흐르고 다행히 현재 우리 아기는 그 어떤 아기보다 뽀얗고 맨들맨들한 하얀 피부를 자랑하며 커 가고 있다.

여기에서 각질이라고 불리는 이것은 엄마의 태지로서, 조리원을 퇴소하고 나면 거의 떨어지므로 걱정하지 않아도 된다. 오히려 각질이 탈락한 후, 우리 아기처럼 뽀얀 피부로 탈바꿈하는 아기들이 많다.

참고로 아기는 태어나자마자 모유를 먹기 때문에 약간의 황달 증상처럼 노르스름한 피부색을 띠게 되는데 이 또한 지극히 정상이다.

3. 연어반

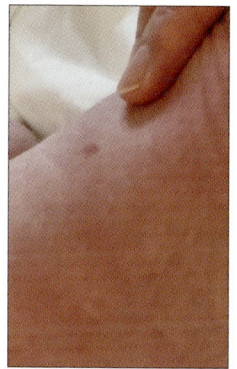 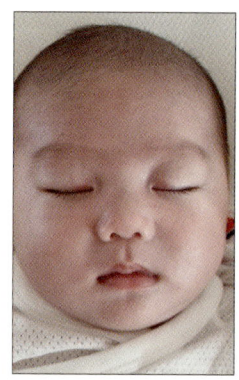

〈 아기의 등과 양쪽 눈꺼풀 위에 생긴 연어반 〉

주로 신생아의 얼굴이나 목 부위에 약 30~50% 발견되는 연어반. 이것은 빨간 점처럼 보이며 '천사의 키스'라고 불린다. 우리 아기는 등과 양쪽 눈꺼풀 윗부분에 연어반을 지니고 태어났다. 처음에는 무슨 빨간 점이 양쪽 눈에 있나 싶어 혹시 다른 질병은 아닐까 놀라기도 했다.

당시 의사 선생님은 생후 6개월 이후부터 연어반이 없어지기 시작한다고 하셨는데 1년이 된 지금은 정말 눈에 잘 보이지 않을 정도로 옅어졌다.

만약 우리 아기가 연어반이 있다면 차차 없어지는 흔한 자국이니 시간을 두고 지켜봐도 괜찮다.

4. 딸꾹질

보통 아기는 나약한 존재로 생각하여 추위에 특히 민감하고 아기의 딸꾹질은 곧 추위와 직결된다고 생각한다. 그러나 아기들이 딸꾹질을 하는 이유는 급격한 체온 변화가 원인일 수도 있지만, 대부분은 횡격막 발달이 미숙해서일 가능성이 크다. 그만큼 아기들에게 딸꾹질은 신체 구조상 자주 발생하는 일반적인 현상이다.

여기서 아기가 딸꾹질을 하는 원인은 크게 세 가지로 분류한다.

1. 체온의 변화가 급격하게 일어날 때
2. 수유 시, 너무 많이 먹었거나 소화가 잘 되지 않을 때
3. 수유 시, 공기를 많이 먹었을 때

성인들과는 다르게 아기들은 딸꾹질이 괴롭거나 힘들지 않으며 자연스럽게 멈출 수 있으니 당황하지 않아도 된다. 하지만 작은 아기가 계속해서 딸꾹질을 하고 있는 모습이 보기에 안쓰럽다면, 이럴 때는 다음과 같은 방법으로 완화시킬 수 있다.

1. 아기에게 재채기를 유도하는 방법
2. 아기를 울리거나 재우는 방법
3. 모자를 씌우거나 기저귀를 갈아 주는 방법
4. 약간의 수유를 하는 방법

그 밖에 딸꾹질을 덜하게 하기 위해서는 평소 수유할 때 급하게 하지 않고, 적당한 양으로 수유해 주어야 한다. 무엇보다 아기가 자연스럽게 성장하면서 딸꾹질도 잦아들게 되니 크게 걱정할 필요는 없다.

5. 체온

'아기 춥겠다. 이불 좀 가져와라.'
'아기 양말을 안 신기면 어쩌느냐.'

해가 쨍쨍한 무더위일지라도 우리들의 부모님은 항상 아기의 추위를 염려하며 이와 비슷한 잔소리를 줄기차게 하시곤 한다. 아기를 걱정하시는 마음은 잘 알지만, 정작 당사자인 아기의 부모는 이로 인해 계속해서 스트레스를 받게 된다.
  그런데 기본적으로 아기는 성인보다 기초 체온이 1도 정도 높다는 사실을 아는가? 거기다가 기저귀까지 차고 있으니 아기의 체온은 더욱 높아진다.
  따뜻하게 한다고 꽁꽁 싸맸다가 태열이 생기거나 땀띠로 고생하는 아기도 많고, 특히 더위를 타는 아기라면 증상은 더욱 심해질 것이다. 더구나 아기는 잠을 잘 때 성인처럼 뒤척이지 않고 거의 한 자세로 잠을 잔다. 잠에서 깬 아기 등을 만져 보면 땀으로 축축할 때가 많은데 온도까지 높다면 어떻겠는가.

따라서 아기가 있는 집의 실내 온도는 23~25도가 적당하고, 생각보다 더워서 아기가 우는 경우도 많으니 아기는 무조건 시원하게 키워야 한다. (* 온도계, 습도계 필수 구비)

6. 기저귀, 분유 브랜드

조리원에서 신생아실을 내려가 보면, 많은 아기 침대 사이로 어렴풋하게 보이는 물건들이 있다.

기저귀, 분유, 비타민 D

이 세 가지는 조리원에서 아기를 케어하며 사용하는데, 산모가 별도로 챙겨 오기도 한다.

조리원을 퇴소하기 전, 산모들은 거의 조리원에서 먹이던 분유와 사용하던 기저귀를 한 통씩 구매하여 집으로 돌아간다. 그리고 시간이 지나면 다들 한 번씩은 다른 브랜드의 제품으로 바꾸게 되는 상황이 온다. 엄마가 판단하기에 더욱 좋은 분유와 기저귀를 사용하고자 함일 수도 있겠지만, 아기가 기저귀 발진이 일어난다거나 분유가 맞지 않아 문제가 생길 때 다른 브랜드를 고려해 보기도 한다.

만약 초보 산모이고 아기가 집으로 돌아왔는데 새로운 브랜드의 기저귀와 분유를 사용하기가 겁이 난다면, 미리 산모가 원하는 브랜드의 제품을 가져와서 조리원에서부터 우리 아기에게 맞는지 사용해 볼 수 있다. 나는 조리원에서 나오고 아기가 배앓이를 했었기 때문에 결국에는 분유를 바꾸느라 조금 고생을 했었다. 이런 경우를 대비하여 마음에 드는 분유나 기저귀를 미리 정해서 조리원에 가져가는 것도 괜찮다.

비타민 D는 대체적으로 출산한 병원에서 구매하여 조리원에 가져오지만, 개인적으로 준비해도 무방하다.

조리원에서 미리 분유 타는 법도 숙지해 두면 좋다.

기본 국내 분유통 속에 들어 있는 분유 스푼은 40ml이다. 신생아는 시간이 지나면서 차츰 분유량을 늘려 가기에 40ml보다 작은 20ml 스푼도 함께 구비해 두기를 추천한다. 작은 20ml 스푼은 기본 분유량보다 적은 양의 분유를 구매하면 통 속에 들어 있다. 그러나 이와 관계없이 별도로 준비하기도 한다. 종종 분유 회사의 이벤트에 신청하여 받거나, 분유 회사에 직접 문의하여 구할 수도 있으니 참고하길 바란다.

분유 온도는 대부분 분유 포트에 설정이 되어 있는데, 보통 43~45도가 일반적이다. 너무 뜨거우면 안 되겠지만 적정 온도보다 낮게 되면 분유가 잘 녹지 않으므로 살짝 적정 온도보다 높이거나 그대로 유지하는 것이 좋다.

분유를 물과 함께 섞을 때에는 젖병을 아래위로 흔들지 않고, 좌우로 비벼 가며 녹인다. 아래위로 흔들어 섞으면 젖병에 공기가 들어갈 수 있고, 이로 인해 아기가 배앓이를 할 가능성이 높기 때문이다.

추가로 국산 분유를 탈 때에는 물과 분유를 점차적으로 넣고 총량을 맞추는 데에 반면하여, 수입 분유는 물 총량을 먼저 붓고 분유를 담아 섞는다고 하니 이 또한 메모해 두도록 하자.

7. 트림

신생아의 위는 성인과 다르게 아직 성숙되지 않은 일자의 형태를 띠고 있다. 따라서 수유 후 언제나 트림을 시켜 주며 소화를 도와줘야 하는데, 그렇지 못하면 역류하거나 배앓이의 원인이 되기도 한다.

아기는 보통 수유 후 1~2분 안에 트림을 한다. 수유와 동시에 아기가 잠들 때가 많은데, 이때 트림을 시키기 위해 아기를 들어 올리면 잠에서 깨는 난감한 경우가 발생할 수 있다. 이런 상황에서는 과연 트림을 시켜야 할지 매우 고민스러워진다. 그래서 어떻게 보면 수유보다 트림시키는 일이 더욱 어려울 수 있다.

트림은 아기를 안거나 허벅지에 앉혀서 시도한다. 신생아 때는 주로 아기를 안고 들어서 등을 토닥이며 트림을 유도하는데, 아기가 커 갈수록 아기를 앉히고 트림시키는 방법이 더 수월하다.

처음부터 역류 방지 쿠션에 눕힌 후 수유를 하면 때에 따라 트림을 시키지 않아도 무방하다. 만약 방귀로 가스가 나올 시엔 트림과 동일한 형태로 보아 아기를 눕혀 놓아도 좋으며, 수유 후 15분 이상이 넘어갈 때는 트림을 하지 않더라도 소화가 거의 된 경우로 본다.

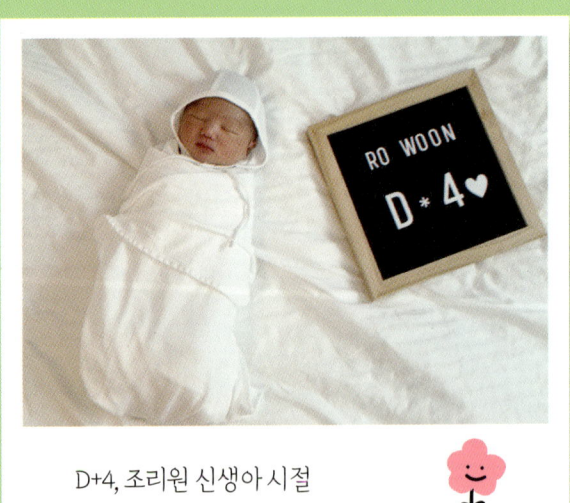

D+4, 조리원 신생아 시절

Chapter 4

산후 우울증

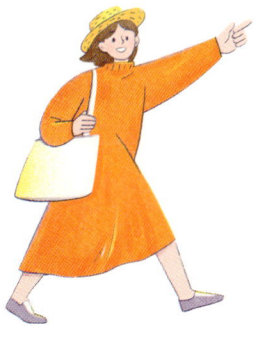

"엄마, 곧 배가 좀 답답해질 거예요, 아기가 나올 겁니다."
"응애, 응애."
"아이고, 아기 울음소리가 거참 우렁차기도 하다."

우리 아기는 3.3kg으로 태어났다. 수술대 위에서 아기의 울음소리가 들리고 입안 이물질을 제거하는 시간이 왜 그리도 길게 느껴지던지……. 빨리 아기의 얼굴이 궁금했다.

"아빠 닮았다~"

간호사 언니가 웃으며 나의 가슴에 데려다준 우리 아기 만두. 울컥하는 느낌과 함께 들었던 생각은 '응? 왜 이리도 쭈글쭈글해?'였다. 양수에 불은 아기 얼굴을 보고 나오려던 눈물이 쏙 들어가려는 그때. 엄마의 냄새를 맡자마자 잠이 드는 만두를 마지막으로 나의 기억은 없다.

어느 정도 시간이 지났을까.
눈부신 불빛, 부산스러운 소리와 함께 정신이 들었다.

"엄마, 수술 끝났고요. 곧 병실로 옮겨지실 거예요."

'아, 수술이 끝났구나. 나 아기 낳았지.'

베드가 움직였고, 아직 몸이 움직여지지 않아 남편과 간호사 언니가 함께 내 몸을 들어 병실 침대로 옮겼다.

"아기 봤어?"
"응 봤어. 내가 아기 사진 엄청 찍었어."

약간 눈시울이 붉어진 남편 얼굴이 보였고, 남편은 누워 있는 내게 출산을 축하하며 돈으로 만든 이벤트 꽃다발을 건네었다. 아마 내가 잠들어 있을 때, 주변 꽃 가게를 돌며 준비한 모양새였다.

'출산하니 이런 것도 받아 보는군.'

마취에서 덜 깬 상태로 받아 들였던 돈 꽃 이벤트의 감동은 잠시였지만, 정신없는 순간에도 생각해 준 그가 고마웠다.

수술의 긴장이 풀리고 나는 좀 더 차분하게 아기의 얼굴이 보고 싶었다. 남편이 자신의 핸드폰을 내밀었고, 그가 찍은 사진 속 나의 아기는 아주 남편을 쏙 빼닮은 얼굴이었다.
보조개의 위치. 짙은 쌍꺼풀.
유전의 힘에 새삼 놀랐던 순간.

내가 생각했던 얼굴과는 많이 달랐지만, 예쁘다는 생각보다는 신기하고 경이롭다는 생각이 우선 스쳤다. 진짜로 내 배 속에 이런 사람이 들어 있었다니….

남편은 또다시 그날 오후에 신생아실로 아기를 보러 갔다 왔고, 나는 회복을 위해 그다음 날에나 아기를 실제로 볼 수 있었다.

기다리던 이튿날.
나는 드디어 배 속에서만 느껴졌던 생명체를 실제로 마주했다.

만지기 무서울 정도로 작은 아기. 초점 없이 나를 쳐다보는 모습과 꼬물거리는 입술.
나의 품에 안긴 이 아기가 세상 너무나도 작고 소중했다.

그런데, 그렇게 꿈만 같던 출산을 하고 난 이후 3일째 즈음이었을까. 나는 조금 이상한 감정을 느끼기 시작했다.
아이를 낳은 것은 분명 나인데, 모든 관심과 시선은 아기로 향해 있는 듯한 소외감. 아기를 품었을 때의 나는 크고 대단한 사람이었지만, 아기를 낳은 나는 왠지 소임을 다한 빈껍데기와도 같다는 느낌이랄지.

"축하해~ 아기 진짜 예쁘다~"
"아기 낳아 줘서 정말 고맙다~"

온갖 축하를 받고, 고맙다는 말을 수없이 들었지만 전혀 기쁘지 않았다.

'이제 나는 쓸모없는 사람이 된 것일까.'

결국 나는, 눈물이 터지고야 말았다. 며칠 전까지만 해도 나를 걱정해 주었던 사람들의 진심이, 출산 후에는 아기 안부를 묻기 위한 형식적인 인사라는 생각이 들었다.
이런 기분을 느끼기 시작하자 신기하고 감동적이었던 나의 아기가 점차 한숨과 두려움의 대상으로 바뀌게 되었다.
그렇게 나는 출산 후 3일째 만에, 산후 우울증이 찾아왔다.

수술을 하고 일주일 후 병원을 퇴실하면 조리원으로 이동한다. 나는 코로나 시기에 출산을 했기에 바깥 외출이 전혀 허용되지 않았었고 외부인 면회도 금지였다. 이미 나는 산후 우울증이 시작된 것 같은데 갇혀 있는 병원은 몹시도 답답했고, 병원에서 조리원으로 가는 그 길은 내가 자유로운 세상을 맛보는 마지막 날인 것만 같았다.
면회가 되지 않았던 시국이라 병원을 나와 조리원으로 이동하는 그 찰나에 친정 부모님을 만날 수 있었고, 엄마 아빠는 그때 딸이 낳은 아기를 처음으로 보셨다.

왈칵 터져 버린 눈물.

모르겠다. 무슨 감정이었는지는.
아직도 설명할 수는 없지만 부모님의 얼굴을 보니 이유 없이 눈물이 나왔다.

'엄마 아빠, 딸이 아기를 낳았어.'

목구멍 앞에까지 나왔던 말이었는데 하지 못했다. 나와 같은 한마음으로 진심을 다해 걱정해 주시던 부모님. 자식이 낳은 자식을 바라보는 느낌은 어땠을까. 나는 그 자리에서 몸과 마음이 이렇다고, 큰일을 잘 해냈다고, 엄마 아빠에게 어리광이라도 부리고 싶었다.

아무 말 없이 허락된 시간은 훌쩍 지나 목적지에 도착했고 나는 짧은 만남을 뒤로한 채, 끌려가듯 그다음 관문으로 향했다.

온몸에 소독을 하고 입장한 조리원. 원장님 및 간호사분들과 인사를 나누고 배정받은 방으로 들어가 환복을 했다.
두 눈이 벌겋게 부은 나의 얼굴을 보고 눈치라도 채신 듯, 간호사 중에서 나이 지긋해 보이시는 한 분이 내 방으로 들어오셨다.

"너무 걱정하지 말고, 푹 쉬어요."

토닥토닥.
내 등을 두드리고 어루만져 주시며 했던 말 한마디.

나는 순간 모든 것이 녹아내리는 느낌을 받았다.

병원에서도, 나의 부모님도, 남편도, 지인도 모두 다 나를 걱정하며 나의 출산을 축하해 주었지만 채워지지 않았던 그 무언가를 위로받는 느낌이랄까.

그 이후, 이상하리만치 기분이 한결 괜찮아졌다. 몸도 마음도 따뜻한 이곳에서 왠지 건강하게 치유하고 퇴소할 수 있을 것만 같았다. 같이 출산을 경험했던 조리원 산모들로 인한 동질감과 나의 몸을 진심으로 걱정해 주는 사람들로 가득한 장소에서 나는 그렇게 무탈하게 14일을 보냈다.

만약 누군가 아이를 낳은 기쁨과 동시에 우울한 증상이 찾아온다면, 내가 경험했듯이 조리원에서 어느 정도는 치유될 가능성이 크다고 믿는다. 하지만 조리원 생활은 불과 2~3주 정도밖에 되지 않기 때문에 현실로 돌아와 육아를 하게 될 때 또다시 우울감이 찾아올 수 있다. 따라서 그전에 앞으로 닥칠 사항들을 몇 가지 미리 숙지해 두길 추천한다. 아마도 나약해지려고 하는 마음이 제법 단단해지게 될 것이다.

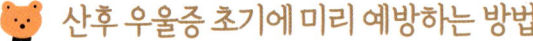 산후 우울증 초기에 미리 예방하는 방법

1. '시'댁이라는 존재와 '남'의 편이라는 사람에게서의 마인드 컨트롤이 필요하다

출산을 하고 나면 심리적으로 우울해지는 경우가 생긴다.
몸도 예전 같지 않은데 육아를 해야 하고, '우리의 아기'인데 상대적으로 남편은 나보다 쉽게 자식을 얻어 보이니 뭔가 서글퍼진다.

이런 상황에서 예상치 못하게 '시댁'이라는 변수가 생기면 문제는 더더욱 커진다. 임신 때는 거의 대부분 모든 일을 좋은 시선으로 바라보고, 또 긍정적으로 생각하려고 한다. 시댁 간의 관계도 그렇다.
그러나 막상 출산을 한 뒤에는 이 관계에서 알게 모를 서운함과 섭섭함이 시시때때로 찾아온다.

시부모님에게 며느리란, 아기를 가졌을 때는 내 손주를 품고 있는 대견한 며느리지만, 출산 후의 며느리는 단지 예쁜 내 손주의 엄마일 뿐이다. 이미 알고는 있음에도 엄마의 고통과 새 생명의 탄생이 함께 일어나는 순간, 후자에 더 치중되어 있다는 걸 느끼게 되면서 괴리감이 생기게 된다.

"아기 자는 모습 말고, 눈 뜨고 웃는 사진 좀 보내 보거라~"
"우리 손주 엄청 보고 싶다~ 언제 올 거냐?"

예쁜 손주를 보고 싶어 하시는 좋은 마음이시지만, 몸과 마음이 지쳐 있는 산모에게는 참으로 번거롭고 귀찮은 일이 아닐 수 없다.
하물며 여기에 항상 따라다니는 것은 걱정으로 포장된 잔소리인데, 육아로 지친 초보 엄마 아빠에게는 싸움의 원인이 되기도 한다. 엄마 아빠가 직접 겪은 육아는 곧 맹신이며, 법이기 때문이다.

'내가 키워 봤는데~'
'나 때는 이렇게 안 했다~'
'애는 이렇게 키워야 해~'

육아도 시대의 흐름이 있고 정보화 시대에 육아 정보는 넘쳐 난다. 특히나 아기의 엄마와 아빠는 할머니 할아버지가 아니기에 육아는 당사자인 부모가 알아서 해야 한다. 친정은 친정대로 아내가 조절할 수 있지만, 시부모님과 며느리 사이에서는 남편의 중간 역할이 필요하다. 무엇보다 부부 사이에서만큼은 무조건 아내 편을 들어주는 남편의 행동이 가장 현명하다.

'우리 엄마가 아기 잘 봐주시잖아.'
'그냥 듣고 흘리면 되지 뭘 그렇게 예민해?'

이 같은 순간의 대응이 결국 부부 관계에 금이 가는 지름길이 될 수도 있다.

개인적으로 시댁과 친정 모두 지나치게 자주 뵙는 건 좋지 않다고 생각한다. 혹자는 육아가 너무 힘들어 시부모님을 만나는 불편함을 넘어선다고들 하는데, 집안 분위기에 따라서 다르겠지만 나는 그렇지 않았다. 친정은 친정대로, 시댁은 시댁대로 각자 다른 느낌의 불편함이 생긴다.

특히 아기가 너무 어리고, 산모가 회복하는 기간 중에는 그 옆에 있는 남편에게 의지할 수밖에 없다. 안타깝지만 남편의 센스 있는 공감 능력이 발휘되어야 할 때이다. 더불어 이 시기에 아기 사진이나 영상은 남편을 통해 보내 드리길 추천한다.

"다 필요 없고, 서로의 말을 잘 들어 주는 상대를 만나야해."

연애를 시작하기 전, 먼저 결혼을 하고 출산을 했던 친구들은 늘 내게 이렇게 말했다. 그 말의 속뜻을 알게 된 건 출산을 한 이후부터이다. 나의 의지와 상관없이 바뀌어 버린 일상에 서로 예민해져 있는 상태에서는 어떻게 보면 문제에 대한 '정답'보다는 '평화'가 우선이다. 누가 되었든, 상대방의 입장을 생각해 보며 고맙고 미안한 감정을 갖는다면 행동은 저절로 따라오게 될 것이다. 단지, 출산한 직후의 상황에서는 아내의 입장을 조금 더 들어 보아 주기를 바란다.

더불어 나와 남편, 그리고 아기까지가 가족임을 명심하고 셋이서 잘 살아 볼 계획을 세워야 더욱 행복한 육아가 된다.

참고로 본 내용은 나의 상황을 빗대어 시댁에 국한되어 있지만, 때에 따라 친정에게 스트레스를 받기도 한다.

출산 후 양가에 대한 문제, 그리고 남편의 판단력으로 다투게 될 일은 허다하다. 거의 예정된 결과가 대부분이나 이와 같은 일을 미리 생각해 보고 남편과 이야기를 나눠 두는 편이 좋겠다.

2. 출산 후 가상의 상황을 너무 비관적이지도 낙천적이지도 않게 그려 본다

나는 출산 전, 주변인들의 겁박으로 인해 '출산하면 정말 고통스럽겠구나', '난 이제 행복이라고는 누릴 수 없는 걸까?'라는 생각으로 우울한 임신 기간을 보냈던 적이 많았다.

아기가 태어난 이후 지금에서 생각해 보면 주변에서 들리던 말들이 틀리진 않았지만, 그래도 나름 괜찮은 육아를 하며 생활하고 있다는 생각을 한다. 문득문득 부자가 된 것만 같은 느낌을 받는달까.

아기가 점점 커 갈수록 힘든 부분은 분명히 있다. 그렇지만 매일매일 바라보는 나의 아기가 보기 아까울 정도로 예쁘고, '가족'이라는 끈끈함과 아이가 있다는 행복감은 어떤 걸로도 비교할 수 없다. 따라서 출산 후 막연히 행복과 불행에 대한 가정보다는 '출산하면 어떤 패턴이겠구나', '어떤 일이 발생할 수 있겠구나' 정도를 생각해 보면 육아에 대한 당황스러움이 조금은 줄어들지 않을까 생각한다.

아기를 낳고 난 뒤의 삶에 대해 우선적으로 확실한 변화는 수면 패턴이 바뀌어 잠을 잘 잘 수 없다는 사실이다. 단순히 못 잔다기보다는 아기를 계속 달래느라 졸려도 잘 수 없기 때문에 정신적으로 멘탈이 흔들리게 된다.

주된 양육자가 여자이다 보니 그 옆에 있는 남편의 멘탈도 상당히 중요하다. 사회생활을 하고 돌아와 쉬는 시간 없이 육아에 동참했던 나의 남편도 당시 "출산하면 내가 아기 볼게, 자기는 출산하느라 고생했으니 좋은 것만 해."라고 말했던 사람이었다. 하지만 현실적 멘탈이 탈탈 털리자, 일하면서 아기를 돌본다는 것 자체를 납득하지 못하며 자신의 상황을 내세우기에 급급했다.

때론, 이런 남편의 입장이 이해가 가지 않는 건 아니다.
임신 중엔 호르몬이라는 이유로 아내 비위를 맞춰 주며 지냈는데 출산 후에는 산후 우울증이라는 명목으로 아내의 감정 기복이 커지니 남편 또한 멘탈을 부여잡고 있기가 힘이 들 수 있다. 그러나 이때 본인도 모르게 튀어나온 말들은 상대방에게 평생의 크나큰 상처로 남기도 한다. 무탈하게 임신을 유지하고 건강하게 출산하기까지는 아내의 역할이 90% 필요했다면, 출산 후에는 남편의 역할이 90% 중요하다.

물론 실질적인 육아의 대부분은 엄마가 많이 하게 되겠지만 남편의 참여와 따뜻한 말 그리고 가정에 대한 책임감은 아내 못지않게 많은 부분을 차지하기 때문이다.

더불어 아빠도 노력하고 있다는 것을 충분히 이해하고 응원해 주는 아내의 마음도 꼭 필요하다.

3. 육아에 대한 도움의 손길을 구해 본다

육아는 정말 상상 그 이상을 초월하는 정신적, 신체적 힘을 필요로 한다. 특히 나처럼 노산일 경우에는 더욱이 육아가 많이 힘들고 버거울 때가 있다. 경제적인 여유가 된다면 산후 도우미 또는 베이비시터를 추천하지만, 비용도 비용이고 누군가와 한집에서 지내는 생활에 불편함을 느낀다면 이 또한 스트레스다. 그렇다면 적절히 부담되지 않는 선에서 시간제 시터를 찾아보는 방법도 있다. (정부 지원 '아이돌봄서비스'나 '맘시터'와 같은 앱을 이용한다.)

정부에서 지원받는 산후 도우미가 끝나고는 보통 베이비시터를 선택하거나 엄마 홀로 육아를 담당하게 된다. 나는 베이비시터를 고용했지만, 좋은 시터 이모님을 만나기가 하늘에 별 따기인지라 채용하는 데에도 많은 스트레스를 받았었다.

이모님 도움 없이 홀로 육아를 하고 있는 엄마들은 시간제 보육 프로그램을 이용하기도 한다. 시간제 보육은 지역마다 놀이방에서 시간 단위로 신청을 받아 아기를 돌보아 주는 프로그램으로 엄마들 사이에서 꽤 인기가 많다. 자신의 주소지 근처 육아종합지원센터 홈페이지를 통해 정보를 얻을 수 있다.

이외에 지역 맘 카페에서 엄마들의 모임을 만들어 함께 종종 만남을 갖는 것도 추천한다. 힘든 육아는 함께 공유해야 더욱 힘이 나게 되고 정보 교환에 도움이 되니 개인적으로는 반드시 육아 모임을 갖기를 권장한다.

맞벌이 부부라면 어쩔 수 없이 어린이집을 일찍 보내는 경우도 있으나 이것은 각각 장단점이 있으니 잘 생각해야 한다. 아기가 돌이 되기 전, 이른 상태에서 어린이집을 보내면 사회성에서는 좋을 수 있지만 아기의 면역력이 떨어져 자주 아프기도 한다.

나는 출산하고 일을 그만둔 상태였기 때문에 맞벌이 부부 보다는 시간적 여유가 있었다. 따라서 주중에는 홈 문화 센터를 신청하거나 일반 백화점 문화 센터를 등록하여 아기의 사회성을 키워 주고, 그 외의 시간은 시터 이모님의 도움을 받거나 육아를 함께하는 엄마들과 같이 시간을 보내고 있다.

육아는 독박이 되면 아이에게도 좋은 영향이 전달되기 어렵다고 생각한다. 따라서 양육자도 행복하고 아기도 즐거운 육아 방법을 선택하길 바란다.

4. 자존감을 위한 투자가 필요하다

"그 정도면 속옷을 안 입어도 되는 거 아냐?"

출산 후, 남편은 줄어든 나의 가슴을 보곤 낄낄대며 말했다.
나는 출산 전에도 크진 않았으나 나름 예쁜 모양과 빼빼 마른 몸에 어울리는 가슴 사이즈를 가졌다고 생각했다. 평소 가슴이 예쁘다는 얘기를 종종 듣곤 했었기에 크게 불만 없이 살아왔기도 했고.

하지만 임신 때부터 출산의 과정을 겪으면 몸에 탄력이 떨어지고, 특히 가슴은 중력의 힘을 크게 받게 된다는 이야기에 조금 걱정이 되긴 했었다. 그래서 출산 후에는 가슴이 처지지 않도록 단유 후부터 보정 속옷을 챙겨 입고, 가슴 마사지를 하며 틈틈이 셀프 관리를 했다.
그러나 아기를 낳는 일은 실로 엄청나다는 것을 증명하듯, 시간이 흐르고 살은 거의 빠졌지만, 아무리 관리를 해도 출산 전의 몸매로는 돌아가기가 힘들었다. 특히 수술 자국 위로 볼록 나온 감각 없는 살들은 뱃살도 아닌 것이 샤워할 때마다 아주 꼴 보기가 싫었다. 몸의 군데군데에는 임신 당시 생겼던 점들이 즐비해 있고 출산 후부터는 특별히 거울 볼 일도, 셀카조차 찍을 일도 없어서 그런지 언뜻 마주하는 나의 얼굴은 차마 현실을 부정하고 싶었다.

이런 와중에 남편에게까지 저런 놀림을 당했으니 남아 있던 콩알만 한 자존감마저 없어지는 기분이었다.

실제로 모유 수유로 가슴 모양이나 사이즈가 변해 수술을 고려하는 사람도 많고, 이러한 이유로 여성들이 출산 후 산후 우울증에 걸리기까지 한다고 들었다. 수술에 대한 용기는 차마 없었던 나는 대신 자존감을 되찾고자 스스로에 대한 투자를 조금씩 해 보기로 했다.

1:1 필라테스를 등록하고, 네일 아트로 손발을 꾸미며, 한 달에 한 번 미용실에 가서 기분 전환을 하기도 하고, 가끔 피부 관리 숍에서 피부를 정리하며 나를 위하는 시간을 가졌다. 그리고 육아를 위해 편하면서 예쁜 옷을 쇼핑하며 여성으로서의 모습을 가꾸어 나갔다.

이것은 남편에게 보이는 예쁜 아내의 모습을 기대한 일이기도 했지만, 그보다는 엄마와 아내를 떠나 오로지 여자로서 내 자신에 대한 배려였다.

육아로 지치고 시간적 여유가 당연히 없겠지만, 자기 자신에 대한 투자는 필요하다. 반드시 외형적인 부분이 아니더라도 '나' 자신을 위한 투자는 정신 건강에 반드시 영향을 주기 때문이다.

여기에 아내를 북돋아 주거나 아내를 위한 따뜻한 말 한마디를 해 주는 현명한 남편이 있다면, 산후 우울증과는 안녕하게 될 것이다.

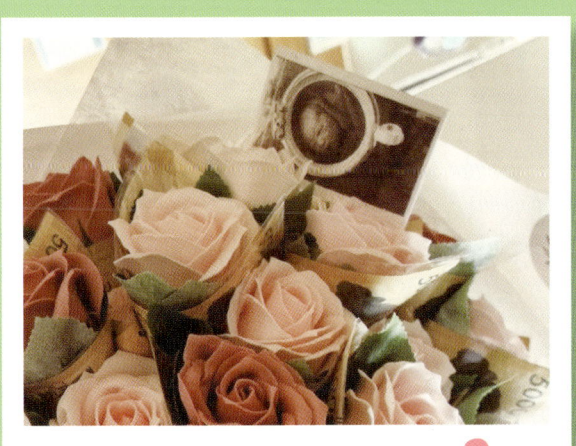

남편의 출산 감동 이벤트

Chapter 5

헬 육아가
되지 않기 위한 첫걸음

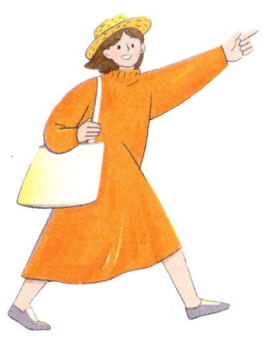

14일간의 생활을 끝으로 정말 졸업하고 싶지 않았던 조리원을 나왔다. 겉싸개에 싸여져 나의 품으로 전달된 우리 아기가 너무나 소중하고 예뻤지만, 한편으로는 세상 그렇게 두려운 존재가 아닐 수 없었다.

'드디어 현실 육아인가…?'
'내가 이 아기를 잘 키울 수 있을까?'

아기를 데리고 우리 집으로 오는 길이 가까워질수록 긴장이 되었고, 집에 가자마자 어떤 일부터 먼저 해야 할지 머릿속이 새하얘졌다. 익숙하고도 낯선 우리 집에 도착했을 때 가장 먼저 눈에 들어온 것은 문밖에 있는 수북한 택배 상자들.

'이것들을 언제 정리하지….'

아기용품은 소독까지 해야 하는데 도저히 나 하나로는 무리였다. 여기서 한 가지 팁이 있다면, 나처럼 코로나 시국으로 외출이 제한된 경우를 제외하고는 조리원 퇴소 하루 전쯤 미리 집으로 와서 그동안 쌓인 택배며 아기용품들을 정리해 두는 편을 추천한다. 또한 아기를 집으로 데려와서 무엇을 해야 할지 생각이 들지 않는다면, 딱 3가지만 기억한다.

먹는 것, 자는 것, 싸는 것. 결국 이 세 가지가 다이다.

✓ **먹는 것: 분유 수유 혹은 모유 수유를 위한 준비**
  (젖병, 소독기, 세척 용품(아기 세제, 젖병 솔), 분유, 가제 수건 등)

✓ **자는 것: 기본적인 아기 이불**
✓ **싸는 것: 기저귀, 물티슈**

그리고 추가적으로 목욕용품 준비(아기 바디 샴푸 및 로션)

이 정도만 기억해도 충분하다.

위의 세 가지가 준비된 이후에는 남편과 함께 헬 육아를 벗어나기 위한 다음과 같은 정보들을 숙지하자.

🐻 목에 칼이 들어와도 지켜야 할 '수유텀'

나는 산후로 몸이 좋지 않아 주말마다 부모님이 올라오셔서 아기를 돌보아 주셨다. 우리 아기는 원래부터 먹성이 좋은 잘 먹는 아기였고, 일찍부터 분유 수유를 했었기 때문에 부모님과 남편 모두 돌아가면서 수유를 해 줄 수 있었다.

하지만, 바로 이 '누구나 할 수 있는' 수유가 문제였다. 먹성도 좋았지만, 울기도 잘 울었던 우리 아기. 쩌렁쩌렁 우는 아기가 희한하게 수유만 하면 울음이 멈추었기에 초보 엄마라면 배가 고파 우는 것으로 착각하기 딱 좋았다. 그렇기 때문인지 부모님의 잔소리도 특히나 많았다.

"무슨 저리 작은 아기를 시간에 맞춰서 밥을 준다냐."
"쪼끔만 더 줘 봐라, 배고프다고 저리 우는데."

분명 우리 아기는 조리원에서 나올 때까지만 해도 수유텀이 잡혀 있었고, 아마 모든 아기들이 그렇게 조리원 졸업을 했을 것이다. 그러나 안타깝게도 어른들의 잔소리에 못 이겨 조금만, 조금만 하며 먹였던 분유량 덕분에 우리 아기는 결국 수유텀이 없는 아기가 되어 버리고 말았다.

일반적으로 2시간 정도의 수유텀을 가져야 하는 시기였는데 우리 아기는 30분에 한 번씩 즉, 배고프다고 울 때마다 수유를 하고 있었다.

이것은 대단히 잘못된 육아 방법이다.
옛날 어르신들은 아기의 배가 빵빵해야 잠이 든다며 무조건 가득 수유를 했던 육아법으로 아기를 키우셨던 경험이 있을 것이다. 그렇지만 그 시절은 올바른 육아 정보를 얻기 힘든 시대였고, 경험이 곧 방법이었던 옛날이다.

"이렇게 키우는 아기는 없습니다. 그건 부모 잘못이에요."
"아기가 운다고 해서 배가 고픈 것은 아니에요. 위가 잠시라도 쉴 시간을 줘야 하는데 무조건 운다고 밥을 주면 오히려 위에 부담을 주게 됩니다. 적정량을 먹였는데도 아기가 운다면, 다른 이유를 찾아보셔야 합니다."

아기의 첫 정기 검진 날, 나와 남편은 의사 선생님께 혼이 났고, 고생했을 아기에게 너무 미안했다.

통상적으로 하루 수유 총량은 1000ml 이상 넘어가지 않아야 훗날 비만 아기로 성장함을 방지할 수 있다고 배운다. 앞서 말했듯, 모유 수유는 양을 측정하기 어렵고, 주로 수분으로 구성되어 있기 때문에 그야말로 아기가 울 때마다 젖을 물려도 무방하다. 하지만 분유의 경우에는 다르다. 분유는 적당량을 수유하지 않으면 금방 체중에 영향을 줄 수 있으므로 일정량 이상 수유하는 것은 옳지 않다.

또한, 아기들은 배가 부르다는 느낌을 스스로 알지 못한다. 따라서 주는 대로 먹을 가능성이 크며, 잘 먹는 아기라면 뱃골이 금방 커지게 될 우려도 있다. 따라서 양육자인 엄마가 알아서 조절하여 아기에게 수유해야만 한다.

우리 아기같이 먹성 좋은 아기는 수유하고 얼마 지나지 않아 또 울기 시작할 수 있다. 이때에는 배가 고프다기보다 다른 불편함이 있어서일 가능성이 크므로 배고픔 이외의 불편 사항을 찾아서 해결해 주어야 한다.

다시 말해, 수유를 하면 아기가 울음을 멈춘다고 해서 아기가 배고픈 것으로 착각하는 일은 없어야 한다. 수유량이 조금 적다 싶다면 '수유량'을 늘리고 대신 '수유텀'을 좀 더 길게 잡는 쪽을 추천한다.

조리원을 퇴소하기 전, 일반적으로 모자 동실이 가능한 병원이나 조리원에서는 아기 기저귀 가는 방법 정도는 산모나 남편이 할 수 있는 기회를 준다. 모자 동실이 가능하지 않더라도 기저귀는 갈아보고 집에 돌아올 수 있으며, 아기가 똥을 쌌을 때 치우는 법 역시 조리원을 나오기 전에 배울 수 있다.

그러나 가장 중요한 '먹는 것'에 대한 부분은 단순 배움이 아닌 직접 아기를 키워 보아야 알 수 있기 때문에 아기와 함께 집으로 온 첫날에는 허둥지둥 당황하기 일쑤이다. 따라서 미리 분유 타는 법, 수유텀, 트림시키는 방법과 같은 기본적인 정보만이라도 알아 둔다면 초보 육아에 훨씬 도움이 된다.

 여기서 가장 중요한 수유텀은 반드시 지켜져야 하므로 개월 수에 따라 수유텀은 얼마나 둘 것인지 남편과 함께 미리 상의해 놓길 권장한다. 특히 신생아는 밤중 수유를 해야 하므로 가족이 각각 역할을 정하여 분담해야 조금 더 수월하다.
 모유 수유는 어쩔 수 없이 100% 엄마가 담당해야 하겠지만, 분유 수유라면 남편의 출근이 방해되지 않는 선에서 번갈아 담당하는 편이 좋다.

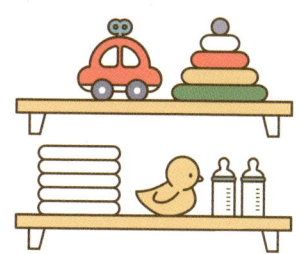

🐻 수면 교육은 출생 후, 2개월 뒤부터

'조리원에 있을 때는 잠만 잘 자던데, 왜 집에 오니 안 자고 우는 걸까.'

모든 산모들의 공통적인 생각이다. 나 또한 배신감이 느껴질 정도로 아기가 잠을 자지 않아서 고생했던 기억이 생생하다.

사실, 태어나고 14일까지는 아기가 정말로 잠만 자는 시기이다. 다시 말해, 조리원에 있을 때의 아기들은 잠을 잘 자는 것이 마땅하다. 그러나 생각해 보라. 부모는 신생아실에 갈 때 혹은 모자 동실을 할 때에 잠시 아기를 보는 경우가 대부분이다. 얌전하게 잘 자던 아기만 바라보다 조리원을 퇴소하니 이러한 착각을 하는 건 매우 흔한 일이다.

조리원을 퇴소하고 집에 돌아올 때쯤, 그 시기의 성장 과정과 맞물리면서 아기들은 세상에 대한 낯설음에 반응하기 시작한다. 이와 같은 현상은 정상적인 과정이라고는 하나 부모로서는 처음 마주하는 상황에 몹시 당황스럽다.

우리 아기는 정말 잠이 없는 아기였다.

돌이 지난 지금은 그래도 잘 자는 편이나, 신생아 때는 재우기도 힘들었는데 낮잠이건 밤잠이건 오래 자지 않아 아무것도 모르는 아기지만 원망스럽기까지 했었다.

'수면제를 조금 타서 먹여야 하나' 생각이 들기도 하고, '내가 임신했을 때 커피를 마셔서 그런가' 자책도 하고 정말 오만가지 생각을 하며 아기를 잘 자게 하는 방법을 수도 없이 검색했다. 주변에는 소위 '통잠'을 일찍부터 자는 아기도 있다고 하던데 얼마나 부럽던지 이루 말할 수 없었다.

아기의 성향마다 잠을 잘 자거나 잘 자지 않는 아기가 있다. 이는 기본적인 성향이기 때문에 어쩔 수 없다. 만약 잘 자시 않는 아기의 잠을 늘리는 것이 어렵다면, 양육자인 부모의 체력을 조금 더 비축하기 위한 수면 방법을 생각해 보아야 한다.

"부부 두 사람이 다 깨어 있으면 두 사람 다 피곤하니 하루 단위로 교대하여 재우자."

남편은 출산 전부터 누누이 나에게 말해 왔었다. 프리랜서 직업의 특성상 불규칙한 생활 패턴이었기에 나름 생각해 낸 해결책인 듯 했다.
하지만 현실은 어지간히도 잘 자지 않는 아기가 태어난 이유로 이 계획이 전혀 통하지 않았다. 결국 출퇴근과 관계없던 내가 아기를 재울 수밖에는 없었지만, 금방 잠들지 않는 갓난아기를 들고 몇 시간씩 서 있기란 출산하고 얼마 되지 않은 산모에겐 너무나 무리였다.

그러다 아기를 겨우 재우고 나면 단 몇 시간이라도 푹 자고 싶은 마음에 아기와 따로 잠을 자게 되었는데, 이것이 분리 수면의 시작이었다.

우리 아기는 신생아 시절부터 분리 수면을 시작했다. 덕분에 혼자서도 잘 자는 아기로 커 가고 있다는 점에서는 참 다행이다. 부모도 편안하면서 아기를 건강하게 재우기 위해서는 이와 같이 '수면 교육'이 필요한데, 나는 분리 수면 이외의 수면 교육은 꽤나 늦게 시작했다.

여기서 '수면 교육'이란, 엄마가 안거나 업거나 아기가 우유를 먹으면서 자는 것이 아닌 스스로 누워서 잠드는 습관을 기르는 교육을 말한다.

잠은 따로 자는 분리 수면이 가능했지만, 우리 아기는 안아야만 잠을 자는 습관이 있었다. 당시 우리 집에 계셨던 시터 이모님은 눕혀서 재우는 아기가 안쓰러워 안거나 업어서 재우셨던 적이 많았고, 이로 인해 우리 아기는 6개월 때까지 안기지 않으면 잠에 들지 못했다.

또한, 아기들은 9시 이전에는 잠이 들어야 하고, 밤낮 구별이 되어 낮보다 밤에 길게 자야 한다. 그러나 태어난 지 반년이 지났음에도 우리 아기는 밤낮이 완전히 바뀐 채 커 가고 있었다.

아기들은 자라면서 밤낮을 구별하고 수면 패턴이 잡힌다. 그렇지만 만약 우리 아기와 같이 스스로 수면 패턴을 만들지 못한다면 그때는 부모가 개입하여야 한다. 즉, 밤낮을 알려 주고 잠드는 시간을 정해 주어야 하는데 여기에 '수면 의식'이 필요하다.

비록 늦게 수면 교육을 시작했지만, 우리 아기는 현재 자장가를 듣고 애착 인형을 안으며 저녁 8시 전에 잠이 든다. 그것도 누워서 말이다.

당부하고 싶은 건 아직 어린 신생아 시기에는 '수면 교육'이 딱히 필요 없다. 그때에는 아기가 울고 잠에 잘 들지 않더라도 무조건 많이 안아 주어야 한다. 하지만 생후 50~60일쯤 되는 시기라면 서서히 수면 교육을 생각해 두는 편이 좋다. 남편과 함께 상의하여 우리 아기에게 맞는 방법을 찾아 하나씩 적용해 보도록 하자.

더불어 잠드는 시간에 수면 의식을 토대로 '잠자는 방'을 인지시키고, 그 방에서 잠을 재우는 것이 중요하다. 여기에 분리 수면까지 가능하다면 시도해 본다.

신생아 때는 아기 재우는 일만 해도 굉장히 어려울 수 있으므로 남편과 아기 재우는 법을 미리 알아 놓기를 권장한다. 이는 뒤 챕터에서 따로 다룬다.

🐻 아빠와 함께하는 목욕 시간

조리원을 졸업하기 전, 엄마와 아빠는 마지막으로 아기 목욕 방법을 배운다. 그런데 만약 조리원 선생님이 능숙하게 아기를 다루시는 모습을 보며 '목욕 별거 아니네!'라고 생각했다면 참으로 오산이다. 단순히 눈으로 배웠던 방법과 막상 실제 아기를 목욕시키는 것과는 상당한 차이가 있기 때문이다. 갓 엄마 아빠가 된 초보 부모라면 더더욱 목욕은 고난이도의 육아가 될 것이다.

개인적으로는 되도록 아기 목욕은 남편이 담당하거나 반드시 부부가 함께기길 바란다. 아기가 커지고 무거워지면서 체력이 많이 소모되기도 하고, 특히나 남자 아기라면 안전상으로도 아빠가 목욕을 시키는 편이 낫다. 아빠와 함께하는 목욕이 아기의 사회성을 좋게 만든다는 속설도 있지 않은가.

우리는 아기가 100일 이후부터 이틀에 한 번씩 목욕을 시키고 있고(날씨가 더운 날에는 하루에 한 번씩 씻긴다), 아빠와의 목욕이 끝나면 엄마가 아기에게 로션을 발라 주고 옷을 갈아입혀 주는 패턴을 실행하고 있다.

아기 목욕을 시키기 위해 필요한 욕조는 보통 국민 욕조라고 불리는 특정 제품을 염두에 두고 있는 경우가 많은데, 처음에는 사실 필요 없다. 가장 추천하는 방법은 일반 원형 세숫대야 2개로 비누칠과 헹굼을 번갈아 가며 씻기는 것이다. 아기가 세숫대야보다 커지고 새 욕조가 필요해질 때쯤 국민 욕조를 구입하길 권장한다.

  돌이 가까워지면 이마저도 너무 작아져서 아기가 허리 힘이 생기고 난 후에는 앉아서 씻기는 욕조를 구입하게 되거나 아기를 세워 놓고 씻기는 샤워 핸들을 사용하기도 한다.

  욕조의 기준은 없지만, 아기가 돌이 되기 전까지 최소 2번은 욕조를 바꾸게 되니 참고하자.

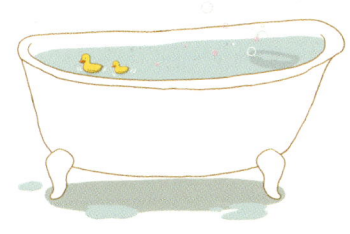

🐻 출생 신고는 미리미리

아기가 태어나면 한 달 이내에 출생 신고를 해야 한다. 그런데 요즘은 어린이집 대기 신청을 미리 해 두기 위해 아기가 태어나자마자 출생 신고를 하기도 한다.

나는 남편 회사 사내 어린이집 입소를 계획하였기에 그리 급히 출생 신고를 하진 않았지만, 아내가 병원이나 조리원에 있을 때 남편 혼자 주민 센터에 와서 출생 신고를 하는 모습을 많이 보았다. 미리 아기 이름을 정하고, 남편이 출생 신고하는 법까지 알아 놓는다면 출산 후 정신없는 시간에 조금이나마 수월해진다.

🐻 산후 도우미의 선택

요즘은 정부에서 산후 도우미를 일정 기간 동안 지원해 주는 제도가 있어 많은 분들이 신청하여 이용하고 있다. 그럼에도 산후 도우미의 도움을 받을 것인지, 혹은 친정이나 시댁 도움을 받을 것인지는 미리 남편과 상의해 보는 편이 좋다. 개인적으로는 친정, 시댁보다는 산후 도우미를 추천한다.

산후 도우미를 선택한다면, 대부분의 시간은 이모님과 아기 엄마가 함께 보내기 때문에 이모님 채용 시 남편은 아내의 의견을 선석으로 우선시해야 한다. 특히 산후 도우미의 성향에 따라 오히려 스트레스를 받기도 하니, 아내를 충분히 이해해 주고 따라 주어야 한다.

산후 도우미는 아기가 처음 가정에 들어와 만나는 사람일 수 있다. 따라서 산후 도우미의 육아법이 굉장히 중요하다. 그중에서도 아기의 수유텀과 수유 방법은 가장 중요한 부분이므로 산모는 명확히 잘 숙지하고 이모님께 전달드려야 한다.

출산 후 궁금한 Q&A

Q: 아기가 너무 잘 먹어요. 하루에 수유 총량이 1000ml를 넘기면 안 된다고 들었는데… 넘으면 안 될까요?

A: 아기가 잘 먹지 않는 것보다는 잘 먹는 편이 100번 낫다. 하지만 너무 잘 먹어 배고픔에 우는 아기를 달래는 일도 매우 힘들 것이다. 이왕이면 정해진 수유 총량을 넘기지 않는 편이 좋겠지만, 살짝 넘는 건 문제 되지 않는다.

Q: 조리원에서 먹이던 분유를 바꾸고 싶어요, 어떤 분유가 좋을까요?

A: 분유를 바꾸게 되는 이유는 몇 가지가 있다.
배앓이를 하거나 자주 게우는 경우,
수유양이 지나치게 적거나 많을 때,
분유 성분 분석 후 바꾸고 싶어서,
기타 아기 대변색이 신경 쓰이거나 혹은 변비가 올 때 등등
배앓이, 변비, 게움과 같이 특별한 상황일 때에는 특수 분유를 먹이는 것이 가장 효과가 좋다. 그 외에는 엄마의 선택이다.
특수 분유가 아니라면 가장 무난한 분유를 먹이거나 아기의 수유량을 토대로 전분 혹은 무전분 분유를 선택하여 먹이는 편을 추천한다.

Q: 수유텀이 돌아왔는데 아기가 계속 자고 있어요. 깨워서 수유를 해야 할까요?

A: 정답은 아니오이다.
보통 이런 상황은 밤일 때 많이 발생하는데, 생각해 보면 성인도 밤에는 배고픔을 잊고 잠을 잔다. 아기 역시 마찬가지이다. 수유텀이 돌아왔다고 하여 자는 아기를 깨워 수유한다면, 그 아기는 밤에도 수유를 해야 하는 아기가 될 수 있다. 아기가 좀 더 크면 쪽쪽이로 조금씩 달래며 밤 수유는 점차 끊어 주도록 한다.

Q: 아기 대변색이 녹색이에요. 황금 변을 보는 것이 좋다던데… 분유를 바꿔야 할까요?

A: 녹변도 정상 변에 속한다.
간혹 특수 분유를 먹였을 때 아기의 변이 녹색인 경우도 있지만, 변의 색만 녹색이고 아기에게 별다른 문제가 없다면 굳이 분유를 바꿀 필요는 없다. 하지만 소화상에 문제가 있는데 아기의 대변색도 녹색이라면 분유를 바꿔 보는 편이 좋다.

Q: 밤마다 심하게 울어요. 어떻게 해도 달래지지가 않아요. 어쩌죠?

A: 아기는 모든 불편 사항을 울음으로 표현한다. 따라서 평소 불편 사항을 찾아보며 최대한 빠르게 해소해 주는 것이 중요하다. 그런데 특히 밤~새벽 사이 심하게 아기가 운다 싶으면, 특별한 경우를 생각해 보아야 한다.

배앓이로 예상 시, 따로 배앓이 해결법을 적용해 보고, 일반 원더 윅스 시기에 접어들어 울기도 하니 우리 아기의 시기를 살펴본다.

Q: 아기 쪽쪽이는 어릴 때부터 사용해도 되는 걸까요?

A: 신생아이고 특별히 예민한 아기가 아니라면 굳이 일찍부터 쪽쪽이를 물릴 필요는 없다. 그러나 이미 일찍 쪽쪽이를 사용했다고 해서 크게 걱정할 필요는 없다. 시간이 지나 아기 치아가 올라올 시기부터는 쪽쪽이의 사용을 차근히 줄이고, 아기가 깊이 잠이 들었을 때에는 반드시 빼 주기를 권장한다.

Q: 저희 아기는 설소대가 있어요. 어릴 때 끊어 줘야 할까요?

A: 이것은 부모의 선택이다.

설소대는 혀 아래 혓바닥과 이어 주는 끈처럼 생긴 형태인데, 아기가 성장하면서 발음의 문제를 원활하게 해 주기 위해 성인이 되기 전 간단한 방법으로 끊어 줄 수 있다. 하지만, 설소대를 끊는 것이 100% 발음 개선에 도움이 되지 않을 수 있다는 최근 연구 결과로 인해 필수적인 절차는 아니다. 결국 부모의 선택으로 판단하여 결정하여야 한다. 개인적으로는 설소대가 유독 짧지만 않다면 크게 신경 쓸 필요는 없다고 생각한다.

출생 후부터 50일 전까지 꿀 육아 템 리스트

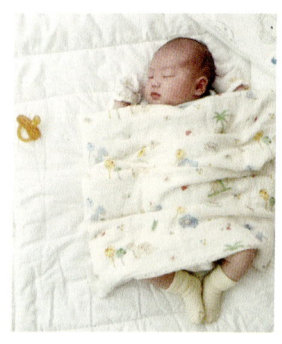

1. 머미쿨쿨 좁쌀베개

아기를 옆으로 재울 때, 혹은 모로 반사 방지를 위한 꿀 육아 템.
아기의 숙면은 물론 동그란 두상을 만드는 데에도 도움이 되는 제품이다.

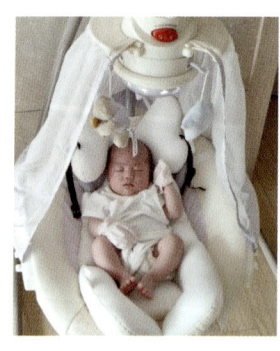

2. 크래들 바운서

바운서는 약 50일 이후부터 태운다.
신생아 때에는 뇌가 흔들릴 수 있고, 바운서의 경사로 인해 아기의 허리에 무리가 갈 수 있으므로 반드시 수건을 허리에 받친 후 사용하기를 권장한다.
주로 아기들의 숙면 아이템으로 추천하는데, 바운서 중에서도 크래들 스윙 제품은 '크래들 이모님'으로 불리며 아기들에게 인기가 많다. 부피가 큰 제품임으로 이왕이면 먼저 대여를 고려해 보길 바란다.

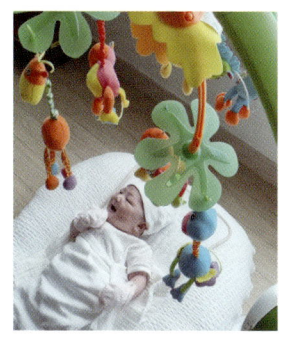

3. 티아니러브 모빌

50일까지는 흑백 모빌, 그 이후에는 흑백과 컬러를 섞어서 보여 준다. 모빌 중에서 다양한 노래가 나오는 티아니러브 제품은 국민 모빌로 유명하며, 아기 침대에 달아 놓을 수 있어서 매우 유용하다. 티아니러브 시리즈 중 모빌이 조금 큰 사이즈로 구매하기를 추천한다.

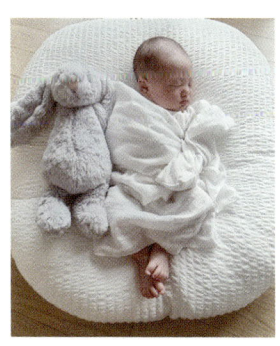

4. 역방쿠(역류 방지 쿠션)

아기가 100일 전까지 사용하기 좋은 아이템. 역류를 방지하기 위한 제품으로 이곳에 눕혀 모빌도 보여 주고 수유도 할 수 있다. 아기 사진을 찍기에도 좋은 제품.

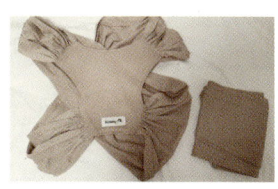

5. 코니 아기 띠

짧은 기간 사용할 수 있고, 사용 방법은 조금 복잡하나 투박하지 않은 천 아기 띠로 폭 감싸는 느낌이 안정감 있다.
'애바애'가 확실한 제품임에 중고제품으로 구매하길 권장한다.

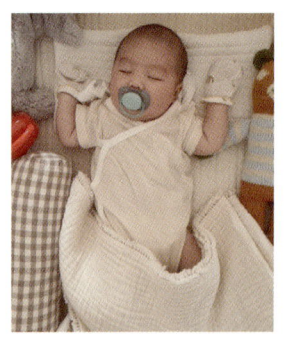

6. 아벤트 쪽쪽이

많은 종류의 쪽쪽이가 있지만, 가장 기본적이고 거의 모든 아기들에게 잘 맞는 브랜드의 제품. 무엇을 구입해야 할지 난감하다면 이 제품을 우선 추천하며, 밤에는 특히 야광 종류가 좋다. 참고로 잊지 말고 쪽쪽이는 3개월마다 교체해야 한다.

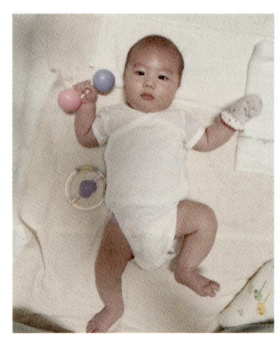

7. 딸랑이

전통적인 장난감으로 아기를 달래는 데에는 이만한 것이 없다.
외출 시 아기가 울 때를 대비하여 가지고 나갈 필수품이다.

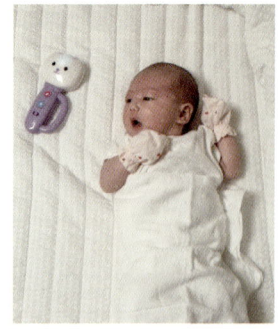

8. 튤립 사운드 북

원색 계열의 눈코입이 그려진 멜로디 장난감으로 아기가 좋아하는 아이템.
튤립의 컬러가 하얀색인 제품이 무한 반복 재생 가능하다.
의자, 침대, 유모차 등 다양한 곳에 묶어 두면 활용도도 좋고, 무엇보다 호불호가 크지 않기 때문에 무조건 필수로 구비해 두길 추천한다.

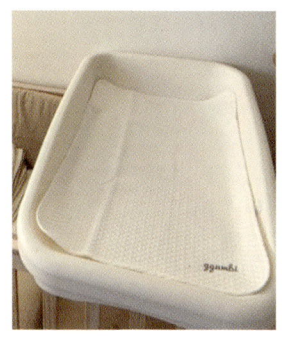

9. 꿈비 기저귀 갈이대

기저귀 갈이대는 반드시 구매하는 것이 좋은데, 여러 브랜드의 제품이 있지만 만약 아기 침대가 있다면 꿈비 브랜드의 기저귀 갈이대를 추천한다. 꿈비 제품은 침대 위에 올려놓아 사용하기 때문에 공간 차지를 줄여 주어 상당히 유용하다.

Chapter 6

초보 엄마가 가장 당황하는 육아 문제

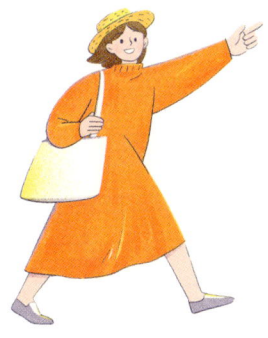

육아는 곧 체력전이다.

아기가 잘 때 엄마도 함께 자 두어야 그나마 수월한 육아를 할 수 있다. 그러나 특히 초보 엄마라면 육퇴 후 바로 잠이 드는 경우는 흔치 않다. 그 이유는 아마도 아기가 잠든 후 비로소 검색을 통해 육아 정보를 얻고, 육아에 바로 적용하기 위해서일 것이다. 이 때문에 그 야말로 꿀 같은 휴식임에도 육아의 연장선으로 시간을 보내게 된다.

'애바애: 아기마다 다른 케이스'라는 말은 육아맘이라면 모두들 공감한다. 아기가 태어나기 전부터 육아에 대해 완벽하게 준비했다 할지라도, 아무리 좋은 육아 템일지라도, 아무리 좋은 육아법이라도 정작 우리 아기에게 맞지 않으면 그야말로 소용이 없다. 따라서 엄마들의 정보 검색 및 서칭은 곧 육아와 한 몸이 될 수밖에 없다.

본 챕터에서는 우리 아기에게 맞는다는 보장은 없지만 일반적으로 많이 궁금해하고 효과가 좋은 방법들을 공유한다. 참고하여 육아에 도움이 되길 바란다.

아기를 출산하고 어리바리한 상태로 조리원을 가면 가장 먼저 수유 방법, 기본적인 아기 육아법에 대해 교육을 받는다. 여기서 기본적인 아기 육아법이라 함은? 보통 영아 산통이나 아기 마사지, 목욕 그리고 아기가 우는 이유 등을 포함한 기초적인 교육을 말한다.

베이비 마사지

베이비 마사지는 아기의 성장 발달에 좋고 편안한 잠을 위해 도움이 된다. 엄마의 따뜻한 온기가 전달되는 손바닥을 사용하여 오일이나 로션을 발라 얼굴, 가슴, 배, 다리 등을 문질러 이완시켜 준다. 마사지의 방법은 여러 가지가 있는데 인터넷에서 쉽게 찾을 수 있고, 조리원이나 병원에서도 배울 수 있다.

영아 산통(배앓이)

생후 4개월 이전, 주로 저녁이나 새벽 시간에 아기가 아무 이유 없이 발작적으로 울며 보채는 증상이 생기는 영아 산통(배앓이)은 뒤 챕터에서 살펴본다.

아기가 우는 이유

첫째, 배가 고파서

둘째, 불편해서 (졸림 포함)

셋째, 아파서

배가 고프거나 졸린 울음은 육아를 하다 보면 금세 알게 된다. 아기가 아플 때 역시 그리 빈번하진 않지만 평소와는 다른 울음임에 한 번 들으면 바로 아기가 아파서 우는 것임을 눈치챌 수 있다.

당연히 배워 놓아야 하는 기초 육아 이외에 이 책에서는 병원이나 조리원에서 다루지 않았던, 현실적으로 부딪혔을 때 당황하기 쉬운 육아 문제를 담았다.

나를 포함한 많은 엄마들이 답답해했던 문제들을 참고하였으니 아기가 잠드는 시간에 정보를 위한 검색을 하기보다는 진정 꿀 같은 휴식 시간으로 보내길 바란다.

🐻 기저귀 갈 때마다 우는 아기

앞서서 아기가 우는 이유를 다루어 보았는데, 그중에서 가장 헷갈리고 빈번하게 발생하는 것이 '아기가 불편할 때 우는 경우'이다. 아기가 불편한 이유는 그야말로 무궁무진해서 예측하기 어렵기 때문이다. 그럼에도 아기들을 편하지 못하게 만드는 이유를 크게 분류해 본다면,

첫째, 온도 습도가 맞지 않아 덥거나 추울 때
둘째, 기저귀가 축축해서 혹은 기저귀를 갈 때마다
셋째, 말 그대로 어딘지 모르겠으나 불편할 때

이렇게 세 가지로 나눌 수 있다.

안타깝게도 우리 아기는 세 번째의 상황이 대부분이었다. 무언가 짜증이 나거나 자세가 편하지 않을 때 등등 예측을 해 보지만 이유를 알 수 없었던 적이 많았다. 이럴 때에는 사실 해결책이 없고 무작정 달래는 수밖에는 없다. 그러나 그 전까지는 우선적으로 우리 아기가 불편함을 느낄 만한 요소들을 하나하나 찾아서 체크해 보길 추천한다.

생각보다 온도, 습도는 아기에게 매우 중요함으로 항상 집에 온도

계와 습도계를 눈에 띄는 곳에 둔다면 관리하기 쉽다. 온도와 습도만 잘 맞춰 놓아도 쾌적한 환경에서 아기들은 더욱 잠을 잘 자게 된다.

또한, 아기는 기저귀가 축축해서 울기도 한다.
나의 주변 지인들을 보면, 기저귀가 축축해서 불편하다고 갈아 달라며 우는 아기들이 많았는데 우리 아기는 그 반대였다. 기저귀를 바꿔 줄 때마다 쩌렁쩌렁 울었다. 심지어 똥을 싼 상태에서도 불편하지도 않은지 기저귀만 바꿔 주려 하면 집이 떠나가라 울기 시작했다. 기저귀를 갈아 달라며 우는 아기는 단순히 기저귀만 교체하면 울음이 멈추기 때문에 간단히 문제를 해결할 수 있다. 하지만 만약 우리 아기처럼 자신의 아기가 기저귀를 갈 때마다 운다면, 아래와 같은 방법을 참고해 보자.

1. 기저귀 가는 장소 점검

성인처럼 아기들도 누웠을 때 특별히 좋아하는 장소 혹은 선호하는 이불의 느낌이 있다. 예를 들면, 우리 아기는 폭신하고 포근한 극세사와 같은 재질의 이불을 매우 좋아한다.

평소 나는 아기 기저귀를 교체할 때, 이불 위에서 하기도 하지만 주로 기저귀 갈이대를 사용하곤 하는데 이때 주의해야 할 사항이 있다. 우리 아기처럼 폭신한 느낌을 좋아하는 아기라면, 기저귀 갈이

대도 똑같이 폭신하게 만들어 주어야 한다. 딱딱한 기저귀 갈이대에 눕혔다간 그 느낌이 너무 낯설고 불편하여 울음을 터트리게 될 가능성이 높기 때문이다.

자신이 누워 있는 자리가 우는 이유일 수 있으니 아기가 최대한 편안한 느낌의 장소에서 기저귀를 갈아 주도록 하자.

2. 기저귀 갈 때의 소리에 대한 민감함

아기 기저귀의 종류에는 밴드형과 팬티형이 있다. 신생아는 이 중에서 밴드형 기저귀를 많이 착용하게 된다. 보통 밴드형은 기저귀 옆에 벨크로(찍찍이)가 붙어 있는데, 이것을 떼었다 붙였다 하는 소리가 낯설고 불편하여 아기들이 싫어하기도 한다.

우리 아기도 이 소리에 민감한지 기저귀를 갈기 위해 눕혀 놓고 벨크로를 떼자마자 울기 시작했다. 이럴 때 내가 자주 했던 방법은 입으로 '똑똑똑', '쿵쿵', '쉬쉬' 등과 같은 소리를 내면서 아기를 최대한 편안한 상태로 만들어 주는 것이었다. 혹시나 자신의 아기가 소리에 민감한 아기일지 모르니 체크해 두길 바란다.

아기가 좀 더 크면 팬티형 기저귀로 바꿔 주는 방법도 있으니 고려해 보면 좋겠다.

3. 그냥 귀찮거나 싫음

지금까지의 사항이 모두 해당되지 않는다면, 아기가 그냥 귀찮거나 단순히 싫은 표현일 수 있다.

'나 지금 괜찮은데 괜히 만지지 마, 건들지 마, 나 안아 줘, 다른 거 해 줘, 나 움직이고 싶은데 눕히지 마' 등등.

특히나 나는 밤 수유 시 기저귀를 갈고 수유를 해야 아기를 바로 재우기가 수월한데, 아기가 극도로 싫어한 나머지 밤마다 진땀을 뺐었다. 고민 끝에 나와 남편은 수유를 하면서 동시에 기저귀를 교체해 보기로 했다. 아기를 역방쿠(역류 방지 쿠션)에 눕혀 놓은 후, 부부 중 한 사람은 분유 수유를 하고 한 사람은 기저귀를 교체해 주었는데 생각보다 효과가 꽤 괜찮았다. 솔직히 추천하는 수유법은 아니나 혹시나 이 방법을 시도한다면 아기의 역류를 방지하기 위해 기저귀는 빛의 속도로 빠르게 갈아야 한다.

우리 아기처럼 움직임이 심한 아기들은 움직이고 싶은데 가만히 눕혀 놓으니 불편해하기도 한다. 이럴 때에는 기저귀를 가는 동시에 아기가 좋아하는 음악을 들려주거나 모빌을 보여 주어 시선을 다른 곳으로 향하도록 유도해 본다. 나는 아기에게 뽀로로 소리동화를 들려주기도 하고, 아기가 좋아하는 장난감을 쥐어 주기도 했다.

누워서 기저귀를 갈았던 시절에 이와 같은 방법을 동원한 결과,

아기가 더 이상 자지러지도록 크게 울지는 않았다.

  이외에 기저귀를 벗겼을 때 갑자기 시원한 느낌이 들어 그 느낌을 어색해하는 아기도 있다.

  아기가 150일쯤 되었을 때부터는 기저귀를 바꾸어 주면서 땀에 찼을까 바람을 호호 불어 주고 장난도 치는 여유까지 부리게 되었지만, 그 전에는 그냥 빠르게 기저귀를 갈아 주는 수밖에는 없다. 누군가의 도움을 받아 딸랑이를 흔들며 기저귀를 교체하는 동시에 아기의 순간 관심을 돌린다면 더욱 수월하다.

  추가로 기저귀가 너무 꽉 끼게 채우진 않았는지, 작지는 않은지 확인이 필요하다. 지인 아기는 꽉 채운 기저귀 때문에 불편해서 울었던 적도 많았다.

  눕혔을 때 널널하게 기저귀를 채워야 수유 후 배가 빵빵해져도 아기가 불편해하지 않기 때문에 조금은 여유 있게 채워 준다.

🐻 신생아를 재우는 방법

 출산 전, 육아에서 가장 이해가 되지 않았던 부분은 바로 아기가 졸릴 때 운다는 사실이었다.

 '졸리면 자야지, 왜 자꾸 칭얼거리고 우는 걸까.'

 일반 성인과 비교했을 때 폭신한 침대에 누워 자면 정말 편할 것 같은데 울음을 달래느라 굳이 안겨서 불편하게 자고 있는 아기 모습을 보면 참 황당하다.

 앞에서 말했듯이 우리 아기는 잠이 없는 아기였다.
 늘 어른들이 얘기하시길, "엄마가 태교할 때 잠을 안 잤나 보다, 애가 그래서 잠이 없는 거여." 하시며 엄마의 태교를 이야기하셨는데, 정확한 근거는 없지만 어느 정도 일리는 있다고 생각한다. 실제로 내가 임신했을 때 잠을 잘 자지 않았고, 새벽이 넘어야 잠을 잤던 적이 많았기 때문이다.

 태교 당시 잠을 많이 잤다고 통잠을 잘 자는 아기가 태어나는 건 아니지만, 원인과 결과가 기가 막히게 맞아떨어지니 나에겐 잠을 자지 않았던 나의 태교를 탓할 수밖에 없었다.

여하튼, 신생아는 잠만 자는 줄 알았던 초보 엄마에게는 이 상황 자체가 너무나 힘들었기에 아기를 잘 재우는 최선의 방법을 찾게 되었다.

우리 아기뿐 아니라 신생아는 대체적으로 적으면 2시간 간격으로 잠에서 깨고 또 잠들기를 반복해야 하니 아기를 재우는 효과적인 방법을 숙지해 두는 것은 아주 유용하다.

우선, 아기를 잘 재우기 위해서는 가장 기본적인 요소들을 먼저 세팅한다.

아기를 재우기 전, 확인해야 할 것

첫 번째: 수면 패턴, 수유량

현재 우리 아기가 일정한 수유 패턴을 갖고 있는지, 아기에게 맞는 수유량인지 확인해 본다.

수유 패턴이 뒤죽박죽이고 수유량이 생각보다 많거나 적으면 아기의 숙면에 방해가 되기 때문이다.

두 번째: 온도, 습도

조건에 따라 다르나 보통 아기방의 온도는 23~25도로 유지하고, 습도는 40~50%로 건조하지 않게 실내 환경을 조성한다.

생각보다 더워서 아기가 잠을 못 이루는 경우가 많다. 따라서 아기가 덥지 않고 쾌적한 환경에서 잠이 들도록 온도와 습도를 주기적으로 살펴보아야 한다.

세 번째: 따뜻한 목욕 후, 베이비 마사지

따뜻한 목욕은 숙면에 도움을 준다. 잠자기 1~2시간 전 목욕을 시키고 목욕 후에는 아기 로션을 발라 베이비 마사지를 해 준다. 몸을 이완 시켜 주어 더욱 잠자기 좋은 상태를 만들어 줄 수 있다.

네 번째: 추가 불편한 요소 확인

추가적으로 아기에게 가스가 찬 건 아닌지? 열이 나는 건 아닌지? 기저귀가 불편하진 않은지? 등등 불편할 수 있는 요소들을 찾아 체크해 본다.

위와 같이 기본 요소를 확인했다면 이제 다음 단계의 방법으로 아기를 재워 본다.

아기마다 성향이 다르기 때문에 다양하게 시도해 보고, 자신의 아기에게 잘 적용되는 노하우를 찾도록 하자.

1. 가장 전통적인 방법, 소리 들려주기

흔히 백색 소음이라고 한다.

엄마 배 속에 있을 때의 소리와 비슷하다고 하여 입으로 쉬~ 소리를 내거나 백색 소음 어플을 다운로드하여 아기에게 들려주기도 한다.

백색 소음 중에서도 아기마다 선호하는 소리가 있는데 우리 아기는 주로 파도 소리, 쉬~ 소리 종류를 들려주면 잠에 곧잘 들었다. 더불어 라디오의 자장가도 좋지만, 나는 엄마가 직접적으로 아기에게 자장가를 불러 주는 쪽을 추천한다.

여기서 기억해야 할 점이 있는데, 신생아 시기에는 충분히 안아주고 엄마 가슴에 최대한 밀착시켜 아기가 엄마의 심장 소리 및 엄마 자장가 소리를 들을 수 있게 해 주어야 한다.

무엇보다 이 시기에는 수면 교육이나 수면 의식보다는 엄마의 손길을 통한 정서적인 안정이 가장 필요하다. 그때 아기는 엄마의 배 속처럼 편안한 감정을 느끼며 더욱 잠에 잘 들 수 있기 때문이다.

나는 우리 아기에게 신생아 시절부터 나만의 자장가를 만들어 마구잡이로 들려주곤 했다. 아기의 이름을 넣어 칭찬이 가득 들어간 자장가를 불러 주었는데, 그때마다 아기는 신기하게도 방긋방긋 웃으며 잠에 들었다. 마치 정말로 기분 좋은 꿈을 꾸는 것처럼 말이다.

또 다른 방법으로는 잠자기 전에 동화를 들려주기도 한다. 잠들기 전에 읽어 주는 책의 내용이 아기 꿈속에서 연장선이 되어 행복한 꿈자리가 된다는 이야기도 있지만, 규칙적인 잠자리 습관과 상상력을 키우는 데에도 상당히 도움을 준다고 한다.

2. 엄마는 가장 좋은 요람, 아기가 가장 편한 자세 찾기

아기를 재우면서 엄마는 나의 아기가 좋아하는 자세를 최대한 빨리 디득해야 한다.

신생아 시절, 우리 아기는 옆으로 안아 눕혀 재우려 할 때면 특히나 싫어했다. (한쪽 손으로는 머리를, 다른 한쪽 손으로는 엉덩이를 받쳐 가로로 눕혀 안는 기본적인 방법) 옆으로 눕히도록 만들어진 슬링도 먹히지 않았고, 바운서에 옆으로 눕혀 살살 흔들어도 보았지만 전부 싫어했다. 우리 아기는 오직 세워서 안아 재워 줘야 했고, 그 자세를 가장 좋아하기도 했다.

하지만 상체가 통통한 어머님이나 이모님이면 옆으로 안겨서 잠을 잘 잤었는데, 마른 체형인 나보다 더 포근한 느낌이 들었기 때문에 편안해했던 듯하다.

이에 비해 옆으로 눕혀 살살 흔들어 줘야 잘 자는 아기도 있었다.

결국 옆으로 안든, 세워 안든 나의 아기가 가장 편한 자세가 무엇인지 빠르게 찾는 것이 가장 중요하다. 그리고 그 자세에서부터 소리를 들려주고, 토닥여 주어야 한다.

3. 가장 조용하고 밀폐된 장소를 찾는다

아기마다 다르겠지만 우리 아기는 소리에 민감하여 주변이 매우 조용해야 잠이 들었다. 자장가나 백색 소음도 아주 미세하고 조용하게 소곤거리듯 들려주어야 잠에 잘 들곤 했다.

성인도 그러하듯, 아기들 대부분은 밀폐된 공간을 아늑하게 느끼고 좋아한다. 그래서 좀 더 자라면 식탁 밑, 텐트, 구석 등 자기만의 공간에 들어가서 놀기를 좋아하게 된다. 나 역시 이를 이용하여 종종 우리 집 드레스 룸에 들어가서 아기를 재웠었는데 꽤나 효과가 좋았다.

집에서 가장 좁은 드레스 룸은 사방이 막혀 있는 구조로 가장 조용했고, 이따금씩 안정감마저 들었기에 활용하기 적당했다.

그러나 밀폐된 공간에서 아기를 재워 보았는데 계속 울고 잠에 들지 못한다면, 다시 바깥에 나갔다 들어왔다를 반복하여 재워 보도록 한다. 분위기가 대비되어 공간감이 더욱 잘 느껴질 수 있기 때문에 효과가 있을 가능성이 높다.

4. 은은한 분위기의 수면 등 활용

우리 아기는 아주 최소한의 불빛이 비치는 수면등을 켜 두고 재워야 편안해했다. 너무 깜깜하면 아기를 재워도 금방 다시 울음을 터트렸고, 또 그 반대로 너무 밝으면 그 불빛을 보려 하기 때문에 잘 자지 않았다.

참고로 수면등을 켜 두고 그 위에 얇은 수건을 덮어 놓으면 은은하게 불빛이 퍼져 잠자기 좋은 상태의 분위기가 된다.

아기가 느끼는 것보다 아기방이 어둡거나 밝지는 않은지 살펴보고 조명등도 활용해 보자.

5. 국민 아이템, 쪽쪽이 활용

인간이 만든 아이템으로 아기에게 도움이 되진 않으나 육아 시 절대적으로 필요한 아이템이다. 아기가 졸려 하거나 칭얼거릴 때, 아기가 좀 더 편안한 느낌을 받도록 쪽쪽이를 물려서 재워 본다.

여기서 쪽쪽이를 물렸다가 떨어지면 더 역효과가 날 수 있으므로 아기를 달랠 시, 쪽쪽이가 아기 입에서 떨어지지 않게 주시해야 한다. (* 쪽쪽이 클립 활용)

6. 엄마의 손을 대신해 줄 아기 띠 활용

신생아 시기를 거칠 당시에 우리 집에는 코니 아기 띠, 한쪽으로 매는 슬링, 에르고 아기 띠, 포그내 힙시트, 그리고 포대기 2개가 있었다.

개월 수에 따라 사용해야 하는 시기가 다르지만, 잠 안 자는 아기에게는 그런 시기를 생각할 겨를이 없다. 그냥 무조건 하나하나 다 적용해 보고 제일 잘 맞는 육아 템을 신속하게 찾아야 한다.

다행히 우리 아기는 모든 아기 띠가 잘 맞는 아기였는데, 신생아 때에는 코니 아기 띠가 제일 잘 맞았다. 코니 아기 띠는 전부 천으로 이루어진 아기 띠로 머리까지 감싸 주어 아기가 더욱 편안해했다. 나는 특히 낮잠 재울 때 유용했다.

에르고와 포그내 힙시트는 기능적으로 굉장히 뛰어나지만, 딱딱하고 투박한 느낌 때문에 신생아가 싫어하는 경우가 종종 있는 것 같았다. 우리 아기도 신생아 시기를 지나 100일이 지난 후부터 이와 같은 일반 아기 띠를 쓰기 시작했는데, 돌이 지난 지금까지 잘 사용하고 있다.

힙시트는 아기가 의자처럼 앉아서 사용할 수 있는 아기 띠이다. 이 제품은 특히 허리 힘이 생긴 이후부터 활용하기를 추천하지만, 우리 아기는 앞 보기를 워낙 좋아했던지라 아기 허리를 수건으로 고정하고 가끔씩 사용했다.

　포대기 또한 권장하는 시기는 머리를 가눌 수 있을 때부터이나 우리 아기는 머리에 작은 짱구 베개 혹은 천 기저귀를 대고 활용했었다.
　엄마가 수시로 안아 주며 재울 수밖에 없는 신생아일지라도 엄마의 손목과 허리, 그리고 무릎은 소중하기 때문에 가끔씩이라도 아기 띠의 도움을 받아야 한다.
　알고 있겠지만, 이 모든 제품들은 100% 아기 재우는 데 효과적이진 않다. 자신의 아기에게 맞는 아기띠를 찾아 조금이나마 편안한 육아를 하길 바란다.

　아마 순둥이 아기라면 대부분의 아기 띠는 특별한 문제없이 잘 맞으리라 생각한다.

7. 실내외 유모차 활용

　아기 중에는 차를 타야 잠을 잘 자는 아기도 있다. 물론 우리 아기는 예외였지만, 아기를 재우기 위해 매일 동네 드라이브를 한다는 아빠도 있다고 하니 시도해 볼 만하다.
　유모차가 있다면 집 안에서 유모차를 끌며 재우기도 한다. 우리 아기에게는 잘 적용되지는 않았지만, 집 안이 아닌 밖으로 나가 유모차에 태워 끌고 다니면 그나마 효과가 좋았다.

요즘같이 코로나 시국에는 더욱이 집 안에서 먼저 유모차를 태우고 재워 보기를 추천한다. 아기를 익숙한 공간에서부터 유모차를 접해 줄 때, 유모차에 대한 거부 반응을 줄일 수 있기 때문이다.

8. 옆으로 누워 재우기

나는 출산하고 특히 다리 건강이 좋지 않았다. 그래서 아기를 오래 안고 서 있을 수 없었고, 매번 안아서 재우기란 거의 불가능했다. 아기가 빨리 잠에 들면 그나마 괜찮겠지만 내 맘 같지 않은 것이 육아 아니겠는가.

만약 나처럼 오래 안고 있기가 힘들 경우에는 바닥에서 옆으로 눕힌 후 재워 본다. 아기를 옆으로 뉘어 엉덩이를 토닥토닥해 주며 재우는데, 어린 신생아 때보다는 현재 10키로가 넘는 우리 아기에게 더 잘 적용되었기는 하다.

아기를 똑바로 눕히기보다 때로는 옆으로 혹은 엎드려 눕힐 때 아기가 더 편안해하기도 한다. 오래 안는 자세로 팔, 다리에 무리가 간다면 이 방법도 나쁘지 않다. 아기를 엎드려 재우는 자세는 질식 위험이 있기 때문에 먼저 옆으로 눕혀서 재워 보도록 한다.

9. 바운서 활용

우리 아기는 바운서를 싫어하는 아기였다.

하지만 정말 많은 아기들이 좋아하는 아이템 중 하나이다.

그런데 별로 좋아하지도 않는 바운서로 종종 잠들게 했던 방법이 있었다. 바로, 밀폐된 공간에 바운서를 가지고 가서 아기를 태우며 재우는 것이었다.

특히 이 상태에서 아기에게 폭신한 이불을 덮어 주고 백색 소음을 들려주었는데, 꽤나 잘 먹혔다.

시중에는 엎드려 아기를 재울 수 있는 바운서도 있다고 히니 구매할 때를 대비하여 메모해 두자.

10. 기타

기본적으로 모로 반사(외부 자극에 대해 무의식적이고 자동적으로 반응하는 행동)가 심한 아기들은 깊은 잠에 들기 어려워한다.

'스와들업, 스와들미, 머미쿨쿨'과 같은 제품들은 이와 같이 모로 반사를 위한 아이템이다. 모두 아기 가슴을 눌러 주며 편안한 상태를 만들어 주는 목적으로 만들어져 유용하고 효과도 좋다.

같은 목적으로 만들어졌지만, 역시나 아기들마다 선호하는 제품은 각각 다르기에 이왕이면 물려받거나 중고를 먼저 구매하여 사용해 보는 편을 추천한다.

우리 아기에게는 모로 반사를 위한 아이템 중 스와들업은 맞지 않았고, 다른 비슷한 제품인 머미쿨쿨을 활용했었는데 이것은 6개월까지 아주 잘 사용했다.

이 밖에 아기의 몸을 전체적으로 감싸 주는 속싸개도 있다. 병원이나 조리원에서부터 사용하여 익숙하겠지만, 속싸개가 잘 풀리기도 하므로 초보 엄마로서는 조금 어렵다는 단점이 있다.

모로 반사가 조금 줄어들 때쯤에는 아기 가슴을 가볍게 눌러 주거나 아기의 양손을 잡고 '코~' 소리를 내며 자는 척을 하면 따라서 같이 잘 자기도 한다.

11. 버티기로 일관된 자세 유지

위의 모든 방법이 통하지 않는다면, 안타깝지만 버티기의 자세로 아기가 잘 때까지 기다리는 수밖에 없다. 차츰 우리 아기가 잘 잠드는 법을 터득하고 난 뒤에는 노하우가 생길 테니 너무 걱정하지 않아도 된다. 그전에는 어쩔 수 없이 힘들어도 아기가 잠들 때까지 일관된 자세를 유지하는 것이 최선이다.

언젠가는 잔다. 그때까지는 무조건 버티기가 답이다.
아기를 재우기 위한 11가지 방법을 참고하여 나만의 아기 재우는 스킬을 하루빨리 찾길 바란다. 추가로 아기를 재울 때 좋지 않은 행동이 아기의 잠을 방해하기도 하는데, 다음과 같은 상황은 반드시 피해야 하니 염두에 두자.

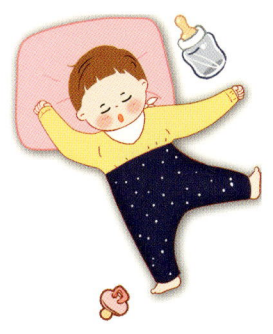

아기 재울 때 피해야 하는 방법

첫 번째: 아기를 흔들지 않는다.

아기가 운다고, 다급하다고, 아기를 위아래로 혹은 옆으로 마구 흔들고 달래며 재우는 방법은 절대 금물이다. 아주 살살 흔드는 정도는 괜찮지만, 신생아의 뇌가 아직 움직이는 시기이기 때문에 아기가 놀랠 만큼 흔드는 행동은 위험하다.

두 번째: 아기에게 큰 소리를 내지 않는다.

아주 간혹, 아기의 잠투정이 길어져 이 울음을 멈추려고 큰소리를 내는 경우가 있다. 좋지 않은 행동임은 알고 있지만, 나도 모르는 사이에 소리가 커질 수 있기 때문에 조심해야 한다.

소리에 반응하면 아기가 잠시 울음을 멈추게 되는데, 자칫하다 경기를 일으키거나 자다가 자주 깨는 원인이 되기도 한다. 따라서 아기를 재우는 자장가의 소리 또한 작게 유지해야 하며, 평소 아기를 달래기 위한 딸랑이 역시 살살 흔들면서 사용해야 한다.

세 번째: 아기가 잠들자마자 내려놓는다.

'아기가 잠들었겠지?' 하고 내려놓았다가 잠에서 깨어 더 크게 우는 경우를 많이 보았을 것이다. 선잠이 들었을 때 아기를 내려놓으면 그 배신감에 아기는 더 크게 울고 달래기도 쉽지 않다. 따라서 아기가 충분히 잠들었음을 확인하고 아기를 내려놓아야 한다.

아기는 잠들면 엄마와 영영 헤어진다고 생각하기 때문에 그 두려움으로 우는 것이라고 해석하기도 한다. 엄마와 계속 함께하고 싶은 우리 아기에게 잠들고 일어나도 언제나 엄마가 옆에 있다는 편안함을 줄 수 있었으면 좋겠다.

아기를 잘 재울 수 있다면 육아의 절반 이상은 성공이다. 나의 경험으로 인한 노하우가 원활한 육아를 위해 조금이나마 도움이 되기를 기대한다.

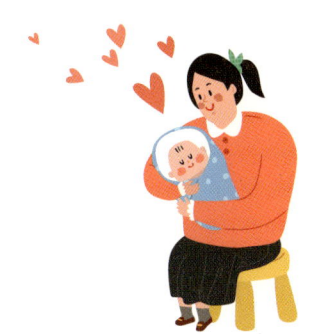

🐻 아무 이유 없이 운다면?
배앓이가 아닌지 의심해 보라

"응애! 응애!"
"산모님, 내가 10년 동안 아기를 봤는데 이렇게 우는 아기는 본 적이 없어요. 어디가 아픈 것 같아요."

아기가 50일쯤 되었을까. 산후 도우미 이모님이 아기를 재우시다가 내가 있는 방문을 두들기며 얘기하셨다. 나는 입주 이모님을 고용했었는데, 밤잠을 재우다가 발생한 일이라 당시 시간은 밤 11시 정도 되었던 듯하다. 아직 남편은 퇴근 전이었고, 경험자가 그리 이야기를 하니 갑자기 심장이 쿵쾅대며 손이 떨리기 시작했다.

'아기가 아픈 것 같아. 일 끝나고 빨리 전화 줘.'

남편에게 문자를 보내 놓았음에도 1분이 1시간처럼 느껴져서 나는 반사적으로 친정 엄마에게 전화를 걸었다. 밤중에 걸려온 딸의 전화에 엄마는 놀라시며 119라도 부르라고 하셨지만, 나는 그 말이 더 무서워서 아무것도 할 수가 없었다. 그렇게 30분 정도가 흐르고 남편에게 연락이 왔을 때쯤에는 아기가 울다 지쳐 잠이 든 상태였다.

"주변에 응급실도 없고, 아기가 지금은 자니까 또 그렇게 울면 먼 곳에 있는 병원이라도 찾아서 가 보자."

나는 남편의 말에 동의하고 그날 하루를 넘겼다.

그다음 날,
남편은 어김없이 밤늦게까지 일을 하고 있었을 때였다.
아기는 전날처럼 세상이 떠나가라 울었고, 이모님께서는 나에게 아무래도 아기가 확실히 아픈 것 같으니 남편이 오면 병원에 같이 가자고 하셨다.

그날따라 남편은 일이 더 늦게 끝나 새벽에서야 연락이 되었고, 우리는 비 오는 날 새벽. 집에서 30분 거리에 있는 응급실을 찾아갔다. 당시에는 코로나로 인해 한 명의 보호자만이 응급실 안쪽으로 들어갈 수 있었는데, 나보다는 더 침착했던 남편이 아기와 함께 이동했다. 얼마의 시간이 흐르고 문이 열리자 의사 선생님과 남편이 함께 나왔다.

"엑스레이 결과도 정상이고요. 현재 상황으로써는 아무런 문제가 없는 것으로 판단됩니다."
"혹시 성장통은 아닌가요?"

어디선가 아기가 급성장했을 때 성장통으로 아파할 수 있다는 말을 듣고 의사 선생님께 물었다.

"이 시기에 성장통은 절대 아니에요."
"그럼 혹시 배앓이일까요?"
"확신할 수는 없지만, 그럴 가능성도 있습니다."

나는 그때 처음으로 '배앓이'라는 것을 경험하게 되었다.

말로만 듣던 '배앓이.'
'배앓이'는 진단할 수 없고, 추측만이 가능하므로 의사라 할지라도 보호자에게 정확히 이야기할 수 없다. 병원을 나온 이후 나는 배앓이를 예상하며 그에 따른 처방을 하나하나 대입해 보았고 그 결과, 우리 아기는 배앓이가 맞았다.
정확한 원인은 밝혀지지 않았으나 보통은 소화 장애로 인해 복부에 가스가 차기 때문이라고 이야기한다. 더 자세히 알아보자면 주로 다음과 같은 상황일 때, 배앓이로 유추한다.

1. 젖병의 공기를 많이 먹었을 때
2. 수유 방법이 올바르지 않고, 충분히 트림을 시켜 주지 않았을 때
3. 본인의 양보다 많이 먹었을 때
4. 아기가 스트레스를 받았을 때

만약, 우리 아기가 별 이유 없이 특히 밤부터 새벽 사이에 엄청나게 울음이 지속된다면 배앓이를 추측해 보아야 한다. 배앓이는 50일 전쯤 시작되니 참고하자.

배앓이가 의심되었을 때에는 충분한 수유와 함께 올바른 트림을 우선적으로 시도해 보고, 그래도 해결되지 않는다면 배앓이 전용 분유 또는 젖병을 바꾸어 보도록 한다.

나는 즉시 분유와 젖병을 배앓이 전용으로 바꾸었으며, 이로 인해 우리 아기는 나행히 오랜 시간이 걸리지 않아 해결되었다. 당시 사용했던 '배앓이 전용 분유'는 황금 변이 아닌 녹변을 볼 수 있는 분유였고, 젖병은 세척이 조금 불편했다. 약간의 불편함은 있었지만 배앓이가 멈췄다는 이유만으로 감수할 수 있었던 문제였기에 6개월까지 꾸준히 사용했다.

🐻 동글동글한 예쁜 두상은 6개월 전에 완성된다

나와 남편은 모두 납작 뒤통수가 콤플렉스였다. 아무리 머리카락으로 가린다 할지라도 예쁜 두상이 아니라서 그런지 헤어 모양 또한 원하는 스타일이 되기 힘든 적이 많았다.

"너는 어릴 적에 엄마가 옆으로 눕혀 놓으면 고집이 세서 그런지 계속 똑바로 눕더라. 그래서 포기했지 뭘."

우리 엄마는 기억도 못 하는 나에게 매번 이렇게 말씀하셨다. 내가 자진하여 똑바로 누웠다고 하니 누구의 탓을 할 수도 없었지만, 왠지 조금 씁쓸하달까.
늘 평평한 두상 때문에 옆모습 사진은 찍기조차 싫었던 나의 지난 시절을 생각하면 억울하기도 하고, 이건 수술로도 해결될 수 없으니 단지 머리숱 많은 걸로 위안을 삼아야 했다.
그래서 나는 아기를 낳으면 두상만큼은 책임지고 관리해 주리라 다짐하고 또 다짐했다.

아기가 태어났고, 이래도 되나 싶을 정도로 두상은 유난히 동그랗고 예뻤다. 심지어 동그란 두상 덕분에 똑바로 눕혀 놓아도 아기 스스로 고개를 옆으로 돌리고 잠을 잤다.

하지만 두상만큼은 성공했구나 생각하며 간과했던 것이 문제였다. 우리 아기는 잠이 없고, 잠들기 힘든 아기였기 때문에 한번 잠이 들면 나는 아기가 깰까 싶어 그 상태로 똑바르게 눕힌 적이 많았다. 어떻게 눕혀도 스스로 고개를 돌리며 잠을 잤던 터라 아기 두상에 대해서는 그다지 걱정하지 않았고, 특별히 신경 쓰지 않았다.

그런데 어느 날 문득 확인해 보니 아기 두상이 점점 납작해져 가고 있던 것이 아닌가. 놀란 나머지 나는 이모님께 반드시 아기를 옆으로 눕혀 재워 줄 것을 당부했다. 그러나 연세가 많으신 이모님께는 나의 의견이 잘 반영되지 않았고, 그 뒤로 나는 엄청난 스트레스를 받기 시작했다. 서둘러 두상 교정 베개, 두상 교정 모자, 머미쿨쿨 등 두상 교정을 위한 모든 제품은 전부 구매했다.

가장 속상했던 건, 이와 같은 마음은 오직 엄마인 나만이 갖고 있었다는 것이다. 사실 두상이 납작하든지 동그랗든지 살아가는 데에는 전혀 문제가 없다. 이 때문에 미용적인 측면이라고 생각해서일까, 이렇게 신경 쓰는 엄마가 유난스럽게 보이기 십상이었다.

"아기가 크고 기기 시작하면 뒤통수가 나오니 걱정 말아라."
"아기가 똑바로 자야 편안한데…."
"아이고, 괜찮아요. 원래 엄마 아빠 닮았으니 그런 건데 어떻게 해요."

어르신들과 연세 많으신 이모님의 이야기다.

지금 생각해 보니 참 황당하기도 하다. 그때 당시 우리 아기는 뒤통수 중에서 윗부분이 납작해지기 시작했고, 나는 아직 굳지 않은 아기 뒤통수를 나오게 하고 싶어 부단히 노력했었다.

어르신 말에 따르면 커 가면서 점점 뒤통수가 나온다는 결론인데, 나와 남편은 성인임에도 왜 뒤통수가 납작한가. 말이 되지 않았다. 더구나 우리 아기는 옆으로 눕혀도 잘 자는 아기였다. 똑바로 자야 편안하다는 생각은 어른들이 보기에 좋은 자세일 뿐이다.

결과적으로 여러 시도 끝에 현재는 아기 뒤통수 중 윗부분만 살짝 들어간 형태로 굳어져 그리 나쁘지 않은 모양으로 유지되고 있다.

현시대에 살아가는 엄마라면 우리 아기에게 이왕이면 예쁜 두상을 만들어 주고 싶을 것이다. 최근에는 미용적인 측면뿐 아니라 기능적인 측면에서도 동그란 두상을 추천하고 있다.

아기마다 스스로 고개를 돌리며 자는 아기가 있고, 똑바로 눕혀 재웠는데도 두상이 예쁘게 나오는 아기도 있다. 그러나 그렇지 않았던 우리 아기를 생각해 본다면, 조금은 아기 자는 모습에 관심을 갖고 예쁜 두상을 만들어 주길 바란다.

생후 6개월까지가 가장 두상이 말랑말랑할 때이니 이때 특히 신경을 써 주길 권장한다.

출생 후 50일~100일까지 육아 정보

1. 배냇짓과 옹알이의 절정

출생 후 50일이 지나면, 아기가 배냇짓을 하고 눈을 마주치며 웃기 시작한다. 또한, 옹알이를 하는 시기로 다양한 소리를 낼 수 있다.

노는 시간이 점차 길어짐에 따라 모빌을 보며 웃고 눈동자를 이리저리 굴려 보기도 한다.

보호자는 이 시기에 옹알이를 같이 따라 해 주고, 아기에게 말을 걸며 반응해 주어야 한다.

2. 수유텀과 수유량

일정한 수유텀과 양, 분유의 선택을 고려해야 할 시기이다.

참고로 분유를 자주 바꾸는 습관은 좋지 않다. 정확한 근거는 없지만 아기 신장에 무리가 올 수 있다는 설이 있으며, 적응하려는 아기에게 부담을 줄 수 있다.

분유를 바꿀 때에는 기존 분유와 섞어 점차적으로 바꾸며 아기에게 무리되지 않게 한다.

3. 등 센서

아기를 눕히기만 하면 우는 '등 센서'가 발생할 수 있는 시기이다.

바운서나 아기 띠 등을 활용하여 달래기도 하는데, 이것은 습관으로 굳혀질 수 있기 때문에 눕혀서 재울 수 있는 방법을 빨리 터득하는 것이 좋다.

4. 터미 타임 (배로 엎드려 있는 시간)

50일이 지나고부터 슬슬 터미 타임을 연습한다.

처음 엎드려 놓으면 아기들은 새로운 시각에 흥미로워하게 된다.

이때 꼬꼬맘이나 배밀이책 등 시선이 머물 수 있는 장난감을 두어 터미 타임 시간을 조금씩 늘려 본다.

보통 뒤집기는 빠르면 100일, 늦으면 150일 이상 지날 수도 있는데, 성장 과정에는 크게 관계없으니 조급하게 생각하지 않아도 된다.

5. 주먹고기

이 시기에는 입에 자신의 손을 넣고 빨며 놀기 시작한다. 그러면서 침을 많이 흘리게 되어 손수건을 목에 걸어 주기도 한다.

성장 과정이 조금 빠른 아기들은 일찍이 이가 나는 경우도 있다. 아기가 이가 나기 시작했다면, 치발기는 아주 딱딱하지 않은 제품부터 사용하길 권장한다.

출생 후 50일~100일까지 꿀 육아 템 리스트

1. 말랑하니 목 튜브

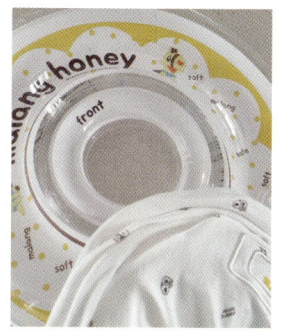

아기 목에 튜브를 끼워서 물놀이를 할 수 있는 꿀 아이템.

50일부터 사용하며, 특히 물을 좋아하는 아기들에게는 꿀잠을 잘 수 있게 만들 수 있는 제품이다.

2. 국민 포대기

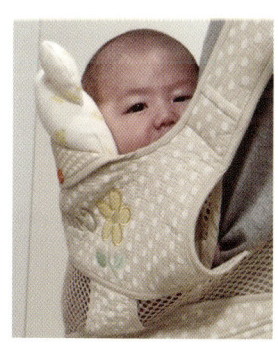

포대기는 아기가 목을 가누기 시작할 때부터 사용할 수 있다.

가장 전통적인 포대기부터 요즘에는 포대기 속에 Y자형 밴드가 있어 아기의 다리를 끼워 앉힌 후, 어깨에 맬 수 있는 포대기를 사용하기도 한다. 전통 포대기를 쓰는 방법이 조금 어렵지만 아기들이 제일 편안해한다.

3. 아기 체육관

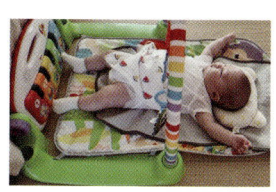

100일 전부터 사용하는 아이템으로 누워서 아기가 발차기를 하며 모빌을 만지고 놀 수 있는 장난감이다. 엄마의 개인 시간을 위해서도 상당히 유용하지만, 장시간 사용은 자제해야 한다.

아기 체육관에 눕힐 때는 짱구 베개를 함께 사용하기를 권장한다.

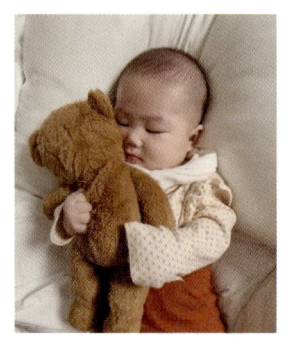

4. 애착 인형

아기의 정서에 좋은 영향을 끼치는 애착 인형은 각 가정마다 한 가지씩 만들어 주곤 한다.
요즘에는 젤리켓이나 푸우 등의 인형을 많이 선택하는 듯하다.
개인적으로 애착 인형은 구하기 쉬운 제품을 추천한다.

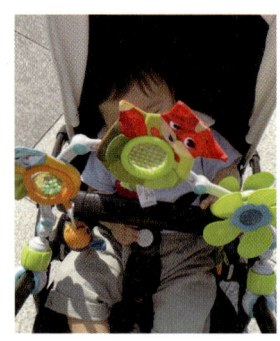

5. 티아니러브 유모차 모빌

티아니러브 시리즈 중 유모차 모빌은 유모차에 걸어서 사용하는데, 개별적으로 아기 침대에 걸거나 졸리점퍼에 달아서 활용하기도 한다.
눈, 코, 입이 그려져 있고, 바스락 소리가 나기 때문에 아기들이 아주 좋아한다. 특히나 빨강, 노랑 등의 원색이 섞인 모빌은 아기들에게 더욱 잘 보일 수 있어 반응 속도도 빠르다.

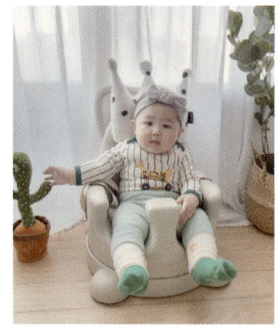

6. 범보 의자

보통 100일 사진을 찍을 때 필요하여 구매하곤 하는데, 여기서 첫 이유식을 시작하기도 한다. 이때에는 아직 스스로 앉을 수 없는 시기이므로 양쪽 팔 부분에 수건을 끼워 단단히 고정하여 앉히도록 한다.
이곳에서 아기의 예쁜 사진을 찍어 주기도 하고, 의자에 끈을 매달아 집 안 곳곳을 끌고 다니며 놀아 주기에 좋다.

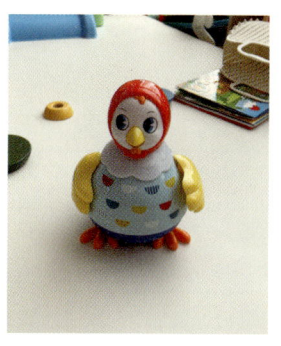

7. 꼬꼬맘

터미 타임을 위한 장난감으로 가장 대중적인 제품이다. 원색이 섞여 있고, 노래가 나오며 꼬꼬맘의 입모양이 움직이기도 하여 아기들이 매우 좋아한다.

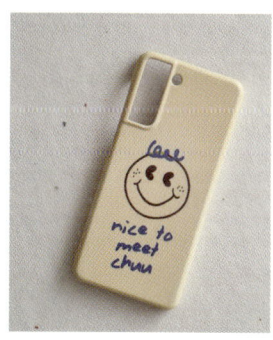

8. 스마일 핸드폰 케이스

이 시기에는 아기들이 원색에 반응하며 눈, 코, 입이 그려진 제품을 좋아한다.

예쁜 아기 사진을 찍어 주고 싶다면, 자신의 핸드폰 케이스를 스마일 디자인으로 바꿔 보기를 추천한다. 스마일이 그려진 나의 핸드폰을 보고 아기가 방긋방긋 잘 웃으며 좋아했던 적이 많아 나는 주로 아기의 시선을 끄는 용도로 활용했다.

Chapter 7

신생아 딱지를 떼고 난 후, 다가오는 문제들

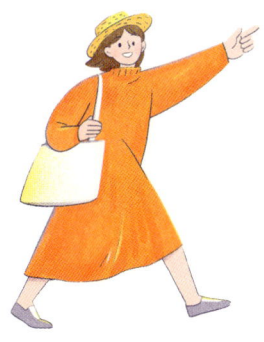

'100일의 기적.'

신생아를 키우며 부모는 50일과 100일을 위해 참고 기다린다. '50일만 되면, 100일만 되면 그래도 조금은 육아가 괜찮아질 것이다'라는 힘든 육아에 대한 어떤 위안과도 같은 말.
 어쩌면 그때가 될 때쯤에는 부모와 아기가 만난 새로운 세상에 대해서 어느 정도 적응이 되리라 예상하여 만들어진 말 같기도 하다.

 지나고 보니 나에게 50일이건, 100일이건 특별한 '기적'은 없었다. 그렇지만 분명히 느낄 수 있는 사실은 시간이 지나면 '익숙'해진다는 것.

 신생아 시기가 끝난 후에는 또 다른 새로운 문제가 계속해서 발생한다. '원더 윅스'라고 불리는 이것은, 육아를 하고 있는 도중에 수시로 찾아와 부모와 아기를 괴롭히게 된다.
 하지만 부모로 성장하면서 처음보다는 육아가 익숙해짐에 이러한 문제들은 모두들 나름. 꽤. 괜찮게. 대처할 수 있으리라 생각한다.

🐻 마의 새벽 4시. 새벽형 아기

우리 아기는 '새벽형 아기'였다. 다시 말해 새벽에 잠이 깨는 아기였다. 어느 시간에 재워도 똑같은 시간에 일어나곤 했는데, 그 시간은 대부분 새벽 4시였다.

생후 6개월쯤부터 수면 교육을 시작하여 정확한 규칙을 가지고 생활했던 우리 아기는 이앓이로 인해 잠 패턴이 조금씩 바뀌어 갔있다.

잠이 들고 새벽 4시쯤 일어나서 수유를 하고 다시 잠들어 7시쯤 기상하는 아기. 돌 전까지는 매번 이와 같은 패턴이었다. 무조건 새벽 4시는 반드시 일어나 수유를 했다.

이렇게 잠을 한 번에 몰아 자지 않고 중간에 자꾸만 깨는 아기 때문에 나 역시 하루가 매우 피곤했고, 통잠을 재우기 위한 방법을 찾기 시작했다.

첫 번째: 수면 패턴, 수면 시간 체크

나는 신생아 시절부터 남편과 한눈에 알아보기 편하도록 수기로 아기 생활 패턴을 체크했었다. 그리고 아기의 개월 수가 높아지면서 핸드폰 앱을 이용하는 편이 더 간편해졌다.

아기가 태어난 이후, 수기로든 앱으로든 아기의 밤잠 및 낮잠 수면 시간, 총 수면 시간을 기록해 보아야 하는데 적어도 일주일 정도는 메모해야 아기의 규칙을 알 수 있다.

만약 수면 시간을 확인해 보고 우리 아기가 적당한 시간 동안 자고 있다면, 그다음으로는 수면 패턴을 바꿔 주어야 한다. 혹시나 총 수면 시간이 너무 적을 시에는 아기를 좀 더 재워야 하니 낮잠이나 밤잠 시간을 늘려 줄 필요가 있다.

이렇듯 수면 규칙을 확인해 보고 본인의 아기가 어느 쪽에 해당하는지부터 파악해 본다.

우리 아기 체크리스트						
1월 20일 (+ 181일)　(9kg /체온 36.7℃)						
0	시간	분유	모유	소변	대변	목욕
1						
2						
3						
4						
5	00	200		✔		
6						
7						
8						
9	25				✔	
10						
11						
12						
13						
14						
15						
16						
17	00					✔
18						
19						
20						
21						
22						
23						

〈 실제 사용했던 체크리스트 예시 〉

두 번째: 마의 4시, 새벽형 아기라면
우리 아기만의 특징을 파악해 본다

앞에서 말했듯이, 우리 아기는 꼭 새벽 4시쯤 일어났다. 새벽형 아기로 인해 걱정이 참 많았었는데 주변을 보니 이러한 패턴을 가진 아기들이 예상외로 참 많았다.

실제 아기의 수면 상태를 분석해 보면, 깊은 잠에 들었다가 새벽 4시쯤 되었을 때는 얕은 잠을 자게 되는 주기에 접어든다. 이때 자칫하여 아기가 잠에서 깨 버리기도 한다.

여기서 같은 새벽형 아기일지라도 각 아기마다 특정한 잠 패턴을 갖고 있는데, 어떤 특징인지를 유심히 살펴보아야 한다.

예를 들자면, 당시 우리 아기는 초저녁(7시 반)에 잠이 들어 새벽 4시 반에 깼다. 그리고는 어떻게 해도 달래지지 않아 분유를 먹고 다시 잠이 들어 아침 7시에 일어난다.

이러한 규칙을 발견한 후, 아래와 같이 아기의 잠을 연장해 본다.

1. 지켜보기

우선 '지켜보기'를 시도한다.

아기 옆에서 함께 자는 부모는 아기가 뒤척거리거나 울음소리가 들리면 그 즉시 아기를 토닥이며 달래려 하게 된다. 하지만 이때, 부모가 달래지 않고 아기가 혼자 잠들 수 있도록 '지켜보는' 방법이다.

아기는 옆에 누군가가 있다고 생각하면 울음을 터트리며 자신을 달래 달라고 보채는 경우가 많다. 만일 큰 울음이 아니라면, 부모가 아기의 잠에 개입하지 않음으로써 잠을 연장하게 될 수도 있다. 아기가 얕은 잠 단계의 수면 주기에 접어들었는데 무모의 토닥임으로 인해 오히려 잠에서 깨 버리기도 하기 때문이다.

2. 공갈 젖꼭지, 가볍게 토닥임

어느 정도의 지켜보기가 통하지 않을 때는 그 다음 단계로 쪽쪽이를 사용하거나 혹은 가볍게 토닥여 아기를 재워 본다. 이때에는 아기의 얕은 잠 단계에서 잠이 이어지도록 아주 조심히 시도해야 한다.

아직 수면 패턴이 잡히지 않은 아기들은 이런 쉬운 방법으로 잠 연장이 가능하다.

3. 분유 보충

생후 6개월 전까지는 밤 수유가 필요하다고 말하고 있다.

아기마다 다르긴 하지만, 어떻게 달래 보아도 달래지지 않을 때 분유 보충으로 잠 연장이 가능하다면 수유를 하고 점차 줄여 나가는 방법도 나쁘지 않다.

기본적인 대처를 통해 새벽형 아기의 잠 연장은 일부분 가능하다. 하지만 잠 연장에 실패했다고 좌절할 필요는 없다. 그다음 단계가 있으니 참고하여 보도록 한다.

1. 수유량 체크

아기의 하루 총 수유량을 체크한다. 낮에 너무 적게 먹이지 않았는지 파악해 보고, 잘 먹는 아기라면 낮 수유량을 늘려 본다.

2. 낮잠 시간 체크

보통 낮잠을 잘 자는 아기들이 밤잠도 잘 잔다.
낮잠 시간을 일정하게 맞추고, 밤잠에서 써야 할 시간이 낮잠에게 옮겨 가진 않았는지 확인해 본다. (예: 11개월 아기 총 수면 시간 9~15시간 중 밤잠 9시간, 낮잠 3시간으로 자고 있다면 안정적인 패턴으로 간주한다.)

더불어 낮잠은 밤잠 자기 3시간 전에는 재우지 말아야 한다. 예를 들어 7시에 취침 예정이라면 4시 이후에는 아기가 졸려 해도 재우지 않는다.
(낮잠 시 암막 커튼 등을 활용하여 잠잘 수 있는 환경을 만들어 주는 것도 충분한 수면에 도움이 된다.)

3. 잠 깨우기

새벽 일정한 시간에 일어나는 아기는 깨는 시간 이전에 아기를 일부러 한번 깨워 수면 주기를 바꿔 준다. 기억해야 할 점은 아기가 스스로 뒤척이고 있는데 깨우는 것이 아니라 아주 편안하게 자고 있는 아기를 살짝 깨워야 한다.
아기의 잠을 살짝 깨워 줌으로써 바뀐 수면 주기로 인해 새벽에 일어났던 아기의 밤잠을 조금 더 연장할 수 있다.

4. 밤 수유 조절

생후 6개월 미만의 아기는 새벽 수유가 일반적이다.
하지만 6개월이 지났는데도 계속하여 아기가 새벽에 일어난다면 밤 수유 때문에 습관적으로 깨는 것일 수 있다. 따라서 생후 6개월을 기준으로 새벽에 깨는 아기는 밤 수유를 끊거나, 혹은 밤 수유를 통해 잠 연장을 시도해야 한다.

수유로 인한 아기의 잠 연장은 매우 쉽다. 말 그대로 단지 수유를 하면 되기 때문이다.
그러나 6개월이 지났으며 수유까지 하고 있는데 습관적으로 아기가 깨고 있을 때에는 밤 수유를 끊는 편을 추천한다.

밤 수유 끊는 방법은 분유량을 200 → 160 → 100 → 40 이처럼 단계를 점점 줄여 가며 끊는다. 원래 200ml를 먹던 아기인데 갑자기 160ml를 준다면, 다 먹고 난 후 대부분의 아기는 울음을 터트린다. 그럴 때는 젖병 하나를 더 준비해 분유 대신 물을 넣어 먹인다.

이런 식으로 점점 줄여 나가서 밤 중 수유를 끊는다면 습관적으로 일어났던 새벽 깸이 줄고, 이로 인해 아기가 좀 더 푹 잘 수 있게 되어 그다음 날의 컨디션도 좋아진다.

만약, 분유 + 물로 인해 끊기 힘든 밤 수유는 낮에 먹는 이유식 혹은 막수(마지막 수유)가 부족해서일 가능성이 있으니 수유량을 좀 더 조절해 본다.

월령별 적정 수유량과 수면 시간

	생후 8주 (~2개월)	2개월	3개월	4개월
낮 수유간격 (시간)	2:30~3:00	3:00	3:00~4:00	3:30~4:00
총 수유 횟수	8~9	6~8	5~6	5~6
총 분유 수유량 (ml)	700~900	700~900	800~960	800~960
이유식 횟수				0~1
회당 이유식 섭취량				30~100
이유식 단계				초기
낮잠 횟수	4~5	4	3~4	3~4
총 낮잠 시간	5:00~6:00	4:00~5:00	4:00~4:30	3:30~4:30
통잠 시간(밤잠)	4:00~5:00	5:00~7:00	7:00	7:00~
총 수면 시간	14:00~17:00	14:00~17:00	12:00~16:00	12:00~15:00

	5개월	6~7개월	8~9개월	10개월~12개월
낮 수유 간격 (시간)	4:00~4:30	4:00~4:30	4:30~5:00	
총 수유 횟수	5~6	4~5	4~5	3~4
총 분유 수유량 (ml)	800~960	700~800	600~800	600~700
이유식 횟수	0~1	1~2	2~3	3
회당 이유식 섭취량	30~100	100~150	100~150	100~150
이유식 단계	초기	초/중기	중/후기	후기
낮잠 횟수	2~3	2~3	2	1~2
총 낮잠 시간	3:30~4:00	3:00~3:30	3:00~3:30	3:00~3:30
통잠 시간(밤잠)	9:00~	9:00~10:00	9:00~10:00	9:00~10:00
총 수면 시간	12:00~15:00	12:00~15:00	12:00~15:00	12:00~15:00

세 번째: 수면 상담

위에서 제시한 방법이 전부 통하지 않는 아기는 일반적인 경우가 아닌 아기마다 다른 케이스일 가능성이 있다. 그렇다면 분야 전문가의 수면 상담을 통해 도움을 받아 문제점을 해결할 수 있다.

개인적으로 추천하는 곳은 '알잠'이라는 홈페이지인데, 연계된 일반 소아과에서 수면 상담을 받거나 개설되어 있는 카페를 통해 다양한 정보들을 얻을 수 있어 꽤 쏠쏠하다.

가격은 조금 있지만, 수면 패턴을 분석하여 상담해 주는 개인 수면 상담 서비스도 있으니 참고하여 활용하도록 하자.

* 수면 상담 알잠 홈페이지: www.alzam.co.kr

새벽에 깨어나서 다시 잠들지 않는 아기

인간의 생리적인 작용은 여러 가지가 있는데, 그중에서도 '잠을 자지 못하게 한다는 것'은 인간의 성격을 바꾸어 버릴 수 있을 정도의 가혹함이다.

나는 참 잠이 없는 사람이다. 아기를 낳아 케어하기 전까지는 매번 밤낮없이 뒤죽박죽 출·퇴근하는 남편과 함께 생활하기란 매일이 피곤했지만 그리 힘들지는 않았었다. 때론 초저녁, 때론 꼭두새벽에 잠을 자는 불규칙한 일상에 익숙해져 있었으나 한편으론 재미있기도 했었다.

게다가 결혼과 동시에 퇴사하여 출근에 대한 압박감이 없어서인지 '잠'에 대해서 특별히 스트레스를 받은 적도 없었다. 평소 '낮잠'은 즐기지 않았고, '밤잠' 또한 그리 길지 않았기에 잠을 갈망하고 있는 지금 현재가 종종 낯설긴 하다.

육아는 시작됨과 동시에 내가 원할 때 잘 수 없고, 원치 않을 때 일어나 하기 싫은 일을 해야 한다. 그리고 이 생활에 적응이 되어 간다는 사실이 무섭기도 하다.

'새벽형 아기'를 둔 엄마는 아쉽지만 '잠'이라는 욕구를 우선적으로 포기해야 한다. 새벽에 일어나는 아기를 곧바로 다시 재운다면 다행이나, 만약 분유 수유까지 했는데도 다시 잠들지 않는다면 그날 잠과는 안녕이다.

성인이라도 매번 잘 자는 건 아니니 한두 번 정도야 엄마니까 하는 심정으로 희생한다고 치지만, 매일 같이 새벽에 일어나 말똥해진 아기의 두 눈을 본다면 극강의 두려움을 느끼게 된다.

아기를 잘 재우게 하는 일반적인 해결책은 낮에 충분히 놀아 주고, 충분한 잠을 재우며, 충분한 이유식을 먹이는 것인데 이 '충분히'라는 말은 사람마다 다르게 해석되기 때문에 참 애매하고 난감하다.

일반적으로 2세 미만의 아기들은 11시간 이상 숙면을 취해야 한다고 이야기한다. 이 시간을 기준으로 우리 아기가 잠이 부족한 건지, 충분한 건지 여부를 조금은 파악하길 바란다.

새벽에 깬 아기를 바로 재우는데 실패하여 아기가 잠이 달아나 버렸다면, 정말 안타깝지만 이럴 때에는 모든 방법을 동원해서라도 무조건 재우는 수밖에는 없다.

나는 당시 아기 띠, 새벽 유모차, 드라이브, 책 읽기, 잠시 울리기 등 효과가 있다는 건 무엇이든 시도해 보았다. 그러나 아기가 이미 잠이 깨어 버린 상태가 많아 두 눈이 말똥말똥한 아기를 붙잡고 울기도 참 많이 했었다.

앞서 말했듯, 한두 번 정도는 괜찮으나 새벽에 일어나 잠들기가 어렵고 습관적으로 깨서 노는 아기라면 절대 놀아 주지 말고 어떻게 해서든지 재워야 한다.

정리: 새벽에 주로 깨는 아기를 위한 팁!

- ✓ 수면 패턴 분석 및 총 수면 시간 분석
- ✓ 낮잠, 밤잠 시간 분석 및 조절
- ✓ 새벽 꿈수하는 아기라면 총 수유량 체크 및 꿈수 끊기
- ✓ 일어나는 시간 전에 일부러 깨워 보기
- ✓ 지켜보기, 쪽쪽이 연장, 분유로 잠 연장하기
- ✓ 마지막으로 수면 상담 추천

(* 꿈수: 자면서 먹는 수유)

🐻 공포의 이앓이

새벽 1시.

저녁 7시쯤 잠들었던 우리 아기가 갑자기 울며 잠에서 깼다. 무서운 꿈을 꾸었나 싶어 다독여 재웠다.

두 시간 뒤, 새벽 3시.

"응애!"
'휴, 오늘따라 왜 이렇게 깨지.'

또다시 다독여 본다. 그러나 달래지기는커녕 더 큰 소리로 울기 시작한다. 울음은 쉽게 그치지 않았고, 아기는 두 시간을 울다 지쳐 잠이 들었다.

8개월. 그렇게 우리 아기에게 '이앓이'가 찾아왔다.
아기를 키우면서 가장 큰 난관을 꼽으라면 '배앓이'와 '이앓이'를 이야기하곤 한다. 그중에서 '이앓이'는 부모에게 공포의 순간으로 다가올 정도로 힘든데, 반대로 물 흐르듯 지나가는 아기도 있다.
대체적으로 아기들은 6개월이 지나면 아랫니부터 올라오기 시작한다. (물론 윗니부터 올라오는 아기들도 있다.) 아랫니가 나오면서 이앓이를 하게 되지만, 보통은 윗니가 올라올 때부터 경험하는 아기들이 많다.

윗니가 다른 치아보다 면적도 커서일까.
칭얼거림도 두 배, 잠투정도 두 배, 아기와 엄마가 지옥을 왔다갔다고 해도 과언이 아니다. 치아의 개수는 또 왜 그렇게 많은지 앞으로 올라올 치아가 두렵기까지 하다.

잇몸은 부드럽고 연약해 보이나 생각보다 단단해서 내부에 자리 잡은 치아가 뚫고 나오는 것은 매우 어렵고 고통스러운 일이다. 그러므로 세상에 태어난 아기에게는 자연스럽지만 힘든 성장 과정 중 하나이다.

주변을 돌아보면 정도의 차이가 있긴 해도 다들 조금씩 이앓이를 경험하는 듯하다. 우리 아기는 조금 심한 편에 속했지만, 짜증이 늘거나 칭얼거림이 살짝 늘어나는 정도의 수준도 많다. 이앓이가 심하면 열이 날 수 있는데, 그때에는 즉시 병원으로 가야 한다.

이앓이를 대비하여 부모의 빠른 대처가 무엇보다 중요하므로 제일 먼저 우리 아기의 치아가 올라오고 있는 건지를 살펴보아야 한다. 이앓이는 보통 치아가 잇몸을 뚫고 나오려고 할 때 다시 말해, 육안으로 보이지 않을 때 시작되므로 치아가 올라오고 있다는 신호를 눈여겨보아야 한다.

평균적으로 치아가 나는 시기

- ✓ 출생 6~12개월: 위 2개, 아래 2개 ➔ 유치 4개
- ✓ 출생 10~16개월: 위 4개, 아래 4개 ➔ 유치 8개
- ✓ 출생 14~19개월: 위 6개, 아래 6개 ➔ 유치 12개
- ✓ 출생 17~23개월: 위 8개, 아래 8개 ➔ 유치 16개
- ✓ 출생 25~33개월: 위 10개, 아래 10개 ➔ 유치 20개

치아가 올라오고 있다는 신호

1. 침의 양

침의 양이 평소보다 많아졌다면 이앓이를 의심해 보아야 한다.

치아가 올라오려고 할 때 아기는 정말로 방대한 양의 침을 흘리며 첫니의 신호를 보낸다. 아기의 입속 안을 들여다보거나 잇몸을 만져 보면 하얗게 무언가 올라오고 있는 모습이 보이거나 잇몸이 아주 단단해져 있는 것을 확인할 수 있다. 그렇다면 첫니가 나오고 있다고 생각하면 된다.

2. 간지러움

치아가 올라올 때, 아기들은 치아가 간질간질한 느낌을 받는다. 우리 아기는 딱딱한 물건을 자주 씹거나 본인의 입이 닿는 무언가에 치아를 갈며 간지러움을 표현했다. 구강기가 더욱 심해졌나 싶을 정도로 무엇이든 입으로 가져가고 손가락을 물기도 했다.

여기서 아기를 자세히 살펴보면 치발기를 씹는 행동이 평소와는 살짝 달라 보인다. 치발기를 뜯을 정도로 물거나 마구 비비면서 마치 간지러움을 해소하는 듯한데, 처음 보는 사람일지라도 예측할 수 있는 모습이다.

아기가 가지고 놀고 있는 건지 간지러움을 표현하고 있는지를 구별하여 첫니의 신호를 발견한다.

참고로 잇몸이 부으면서 어금니 뒷부분까지 간지러움을 느껴 귀 뒤쪽 부분을 긁는 경우도 있으니 아기의 행동을 잘 살펴보아야 한다.

3. 짜증과 칭얼거림

잘 놀던 아기였고 순둥순둥한 아기일지라도 이앓이가 시작되면 짜증과 칭얼거림으로 인해 부모와 힘든 시간을 보내게 된다.

우리 아기도 이앓이 당시 짜증과 칭얼거림의 연속이었다. 이와 같이 특별한 이유가 없는데 유독 짜증이 많이 늘었고, 6개월이 지난 시기라면 이앓이를 생각해 볼 필요가 있다.

4. 잠투정 혹은 수유량 변화

성인은 몸이 좋지 않을 때, 잠을 잘 못 자거나 밥을 잘 못 먹게 되곤 한다. 아기들도 마찬가지다. 이 중에서 우리 아기는 밥에 대한 문제보다는 잠에 대한 변화가 있었다. 잘 때면 더욱 이앓이를 잘 느낄 수 있어 잠투정이 심해지고 밤에 몇 번씩 깨기도 했으며 울음도 달래지지 않아 고생했던 기억이 있다.

특히 이앓이를 할 때에는 아기가 자면서 갑자기 비명을 지른다든지 일반적으로 잠에서 깰 때와는 조금 다른 모습을 보이기도 한다.

반대로 수유량에 변화가 생겨 아기가 잘 먹지 않아 고생하는 아기들도 있다.

어떤 변화로든 아기들은 이 시기에 모두들 예민해지기 때문에 이앓이를 겪고 난 후에는 생활 패턴이 한 번씩 바뀌곤 한다. 우리 아기가 시기적으로도 상황적으로도 이가 올라오는 것 같다고 생각이 든다면, 아래와 같이 이앓이를 위한 대비책을 미리 생각해 두고 준비하길 바란다.

첫 번째: 차가운 쪽쪽이 물리기

생각보다 효과가 좋았던 방법이다.

이앓이가 아니더라도 가끔씩 차가운 쪽쪽이를 물리면 아기가 조금은 시원한 느낌에 큰 보챔 없이 잠에 들었다.

냉장고에 쪽쪽이 혹은 치발기를 넣어 두었다가 아기의 칭얼거림이 시작될 때쯤 내어 주는데, 마사지와 냉찜질의 효과가 있어 간지러움을 완화시킬 수 있다.

단점이라면 이 시원감이 오래 유지되지는 않는다는 점이지만 쉽고 유용해서 자주 활용하기 좋다.

두 번째: 이앓이 사탕 활용

시중에 아기가 먹을 수 있는 이앓이 사탕을 구입하여 먹여 본다. 아주 작은 알갱이로 되어 있는 이 사탕을 아기 혀 아래쪽에 살짝 넣어 주면 되는데, 민트향의 시원감을 느껴 한동안은 아기가 통증을 잊게 된다.

사탕이 너무 작아서인지 효과는 아주 잠시뿐이라는 것이 좀 아쉽긴 하지만, 입 안에 들어간 사탕이 신기하고 재미있기라도 한 듯 우리 아기는 그 순간에 울음을 멈추었다.

세 번째: 잇몸 마사지

아기의 이가 올라오기 시작할 때, 가제 수건, 또는 구강 티슈를 사용해서 아기의 잇몸을 마사지해 준다.

이때, 가제 수건을 차가운 물에 적시거나 구강 티슈를 냉장고에 잠시 보관하여 활용하면 냉찜질의 효과가 있다.

잇몸을 꾹꾹 눌러 주는 시원감으로 잠시 동안 간지러움과 잇몸 통증을 줄일 수 있다.

네 번째: 차가운 과일 혹은 이앓이 과자

차가운 과일을 과즙 망에 넣어 주기도 한다. 과즙 망에 들어 있는 과일을 씹으면서 이앓이를 완화시킬 수 있는 방법으로, 아기가 심한 이앓이를 할 때는 과즙 망을 물어뜯기도 한다. 달콤한 과즙은 아기들에게 거부감이 없기 때문에 유독 이앓이로 힘들어하는 시기에 쉽게 다가가기 좋다.

이외에 티딩 러스크(* teething rusk: 치발기처럼 이가 나는 아기의 잇몸을 달래 주는 과자)를 구매하거나 만들기도 하는데, 일반 간식임에도 특히 이앓이에 탁월하다. 고구마나 감자, 단호박을 쪄서 쌀가루와 계란 노른자를 넣고 구워 만든 딱딱한 쿠키로 아기들은 이 티딩 러스크를 씹으며 간지러움을 해소한다. 만드는 레시피가 간단하고 냉동실에 얼려서 보관도 용이하니 직접 만들어 보는 것도 권장한다.

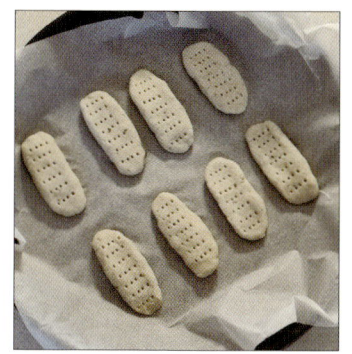 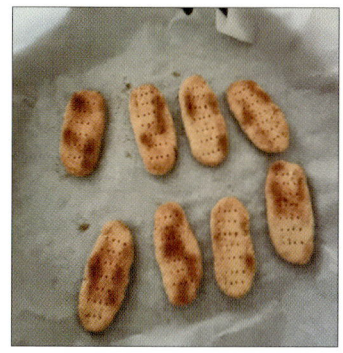

〈 집에서 만든 바나나 티딩 러스크 〉

다섯 번째: 이앓이 약

돌 전에는 아무리 아파도 약을 먹일 수 없고 처방도 해 주지 않는다. 아직 너무 어린 아기이기 때문에 당연하겠지만, 이앓이와 같은 공포스러운 상황과 맞닿으면 엄마들은 답답하고 무서워지게 된다.

나도 이앓이를 겪었던 사람인지라 조금이나마 빨리 완화할 수 있는 방법을 찾는 데 애를 먹었었다. 다음은 이앓이를 줄이기 위한 가장 마지막 해결책으로 시도해 보길 추천한다.

이앓이에 도움이 되는 추천 약

1. 캐롤키즈에이시럽

시중에 판매되고 있는 캐롤키즈에이시럽은 만 12세 이하의 소아가 개월 수와 몸무게에 따라 권장하는 용량과 시간에 맞춰 복용할 수 있는 해열 및 진통제이다.

4개월 이상, 몸무게 7kg 이상의 아기들에게 먹일 수 있는데 주로 감기로 인한 발열 및 통증, 두통, 신경통, 근육통, 치통 등에 효과가 있는 제품이다.

이 시럽은 이앓이 전문 약은 아니지만, 진통제의 성분(아세트아미노펜)이 들어있기에 진통을 감소시키는 효능으로써 개인적으로도 효과가 좋았다.

하루에 먹여야 하는 횟수 제한(1일 5회 미만)이 있어 이 점에 유념하여 복용시키는데, 이앓이가 심할 때 아기에게 제법 도움이 된다. 특히 밤에 이앓이가 가장 잘 느껴지기 때문에 나는 아기를 재우기 전에 주로 먹였다.

참고로 이 시럽은 해열제의 역할을 하므로 최소 필요량 이상으로 복용했을 시 저체온증이 발생할 확률이 있다. 따라서 나는 정량이 아닌 1/3 정도를 먹였고, 우리 아기에게는 잘 맞았다.

단, 이 제품은 의약 제품이므로 이앓이로 인한 사용 시, 의사 또는 약사와 상의하여 복용하길 권장한다.

2. 카밀리아(Camila)

해외 직구로 구할 수 있는 '카밀리아'를 먹이는 것도 방법이다.
이 제품은 '이앓이 완화제'로 알려져 있으며, 천연활성성분으로 이루어져 있다.

이앓이 혹은 경미한 소화 장애를 일시적으로 완화시켜 주는 데 효과가 있는 제품으로 우리 아기에게도 상당한 도움이 되었다. 특히, 개인적으로는 이앓이를 위한 전문 완화제라고 하니 조금 더 신뢰가 갔다고나 할까.

'카밀리아'는 일회용 안약처럼 생긴 모양으로 사용하기 편리하며, 필요 시 하루에 최대 9회까지 반복 투여가 가능하다.

해외 직구로만 구매할 수 있는 제품이기 때문에 배송 기간이 조금 오래 걸리므로 미리 준비해 두는 것을 추천한다.

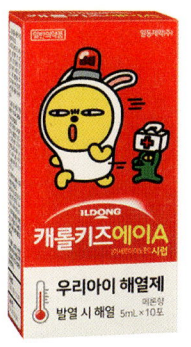 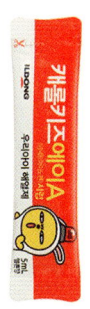 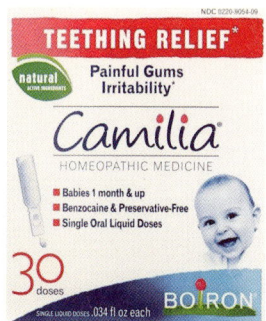

〈 캐롤키즈에이시럽과 이앓이 완화제 카밀리아 〉

위에서 보다시피 이앓이에는 차가운 음식이나 도구를 이용할 때

마사지와 통증 완화의 효과를 기대할 수 있다. 반대로 따뜻한 음식은 더욱 증상을 악화시켜 아기를 힘들게 만들기도 한다.

한 가지 생각해 두어야 할 점은 이앓이의 시기이다. 이앓이는 보통 치아가 올라오면서 빠르면 6개월부터 진행된다. 이때는 대부분 아기가 이유식을 시작하는데, 음식의 온도가 높으면 아예 수유나 이유식을 거부하는 증상까지 나타날 수 있으니 유념해야 한다.

따라서 이앓이가 시작된 후에는 음식의 온도가 너무 높지는 않은지 체크해 보고 부드러운 음식 위주로 준비한다. 이 시기에는 특히나 아기가 좋아하는 음식을 주도록 하는 편이 좋다. 음식을 먹기 전, 가벼운 잇몸 마사지는 원활한 식사에 도움이 되기도 한다.

추가로 이가 올라오려 하면 침의 양이 어마어마해진다. 이때 볼이나 입 주변으로 침독이 생길 가능성이 있으니 침독 크림은 잊지 말고 항상 구비해 두자. (* 침독 크림: Aquaphor 추천)

이앓이는 위와 같은 방법으로 조금은 완화할 수 있겠으나 어쩔 수 없이 시간이 답이다. 정말 육아에서 이런 대답은 굉장히 하기 싫었지만, 사실이다.

나는 이앓이를 경험하면서 특히나 밤잠이 제일 힘들었다. 아기가 잠에 잘 들지 못하여 몇 번이고 일어나 울 때, 유모차를 끌고 산책을 가기도 하고 업기도 하면서 아기를 달래곤 했었다. 그렇게 남편과 함께 밤마다 눈물을 흘리며 서로 힘들게 시간을 보냈었지만 그래도 다행인 건 이 시기가 길지 않다는 것이다. 간혹 아주 예민한 아기들을 제외하고는 치아가 일단 잇몸을 뚫고 올라온 후엔 괜찮아지니 조금만 버티면 된다.

더불어 윗니와 어금니를 제외하고는 아기가 치아가 올라오는 느낌에 조금은 익숙해져서 이가 나올 때마다 이앓이도 점점 줄어든다.

이앓이의 고통을 표현할 수 없어 아기는 더욱 보채고 유독 엄마만을 찾곤 한다. 엄마도 힘들겠지만 열심히 성장하고 있는 아기를 응원하며 이 시기에는 평소보다 더 많이 안아 주고 보듬어 주어야 한다. 아마도 어쩌면 엄마의 사랑으로 조금이나마 통증에서 벗어나 안정감을 느끼는 아기를 마주하게 될지도 모른다.

우리 아기와 엄마가 조금은 힘들지 않게 이앓이가 지나가길 바라며 혹시나 모를 이앓이를 위해 꿀 아이템들은 미리미리 준비해 두길 권장한다.

🐻 입 짧은 아기

우리 아기는 태어나서부터 지금까지 쭉 잘 먹는 아기로 크고 있다.

처음 신생아 때는 정량 이상으로 먹었던 적이 많아 비만이 되지 않을까 걱정이었지만, 이 고민은 아기가 기어다니고 걷기 시작하면서 완전히 해결되었다. 신나게 뛰어다니고 있는 지금은 아주 슬림한 아기가 되었으니 말이다.

반대로 아기가 잘 먹지 않아 고민하는 엄마들도 있다. 이런 아기들의 특징은 신생아 때부터 많이 먹지 않고 게워 내거나 입이 짧은 아기들이 많다.

주변에 잘 먹지 않는 아기를 둔 엄마들을 보면 유아식을 먹는 지금까지도 매번 쫓아다니며 하루 종일 밥을 먹이고 있다. 맛있는 음식에 대한 레시피를 찾아보고 놀이를 하면서 어떻게든 한 숟가락이라도 먹이려고 하는 엄마들의 노력이 정말 대단해 보인다. 실제로 밥 잘 안 먹는 아기를 위한 카페까지 있다고 하니 엄마들이 얼마나 큰 스트레스를 받고 있는 건지 느낄 수 있다.

신생아 때부터 분유량이 늘지 않고 오히려 토하는 게 다반사인 아기라면, 부모는 게워 내지 않는 분유를 찾기 위해 분유 유목 생활을 하기 시작한다. 자신의 아기마다 맞는 분유가 있기 때문에 따로 추천은 할 수 없으나, 이와 같은 아기들은 주로 몸무게가 늘어나는 것을 목표로 하고 있는 엄마들이 많으므로 살을 찌울 수 있는 분유를 추천해 본다.

분유는 크게 '전분 분유'와 '무전분 분유'로 나뉜다.
아기가 잘 먹지 않고 게워 내는 아기는 무전분 분유를 추천한다. 무전분 분유는 말 그대로 전분이 없는 분유이다. 소화력이 좋고, 소위 배고픈 분유라고 불려 상대적으로 배가 금방 꺼지기 때문에 살이 오르도록 만들 수 있다.

반대로 우리 아기처럼 살이 쪘거나 유난히 잘 먹는 아기라면 전분 분유를 권장한다. 무전분 분유에 비해 포만감이 들 수 있어 배고파하는 아기에게 적당하지만, 소화가 더디고 그 때문에 복통을 일으킬 수 있다는 단점이 있다. 우리 아기는 잘 먹는 아기였긴 했어도 배앓이로 인해 전분 분유를 먹일 수는 없었고, 소화가 잘 되는 무전분 분유를 먹였다. 대체적으로 수입 분유가 무전분인 경우가 많으니 알아두자.

분유 시절이 끝나고 이유식 시기가 될 때쯤, 잘 먹던 아기들도 때에 따라 이유식을 거부하기도 한다. 평소에는 잘 먹다가 아기가 아프고 난 뒤 혹은 아무 이유 없이 갑자기 밥을 먹지 않기도 한다. 이 때를 '밥태기'라고 하는데 우리 아기에게도 아프고 나서 한때 잠시 왔었다.

밥태기가 온 아기에게는 입 짧은 아기와 똑같은 방식으로 접근해 보아야 한다. 밥의 입자를 조금 달리해 보거나, 간을 해 보거나, 자기 주도를 해 보는 등 다양한 시도가 필요하다. 아기들은 서로 같이 모여 있을 때 군중 심리가 작용하여 잘 먹을 수 있다. 아기 친구들과 함께 밥을 먹여 보는 것도 좋은 방법이다.

🐻 베이비시터를 채용하기 위한 팁

아기가 태어나면, 가정에 따라 다양한 이유로 베이비시터 채용에 대한 고민을 하게 된다. 베이비시터를 만나기 전에는 먼저 산후 도우미 이모님을 접한다. 아기를 돌보시는 분들이라는 점은 동일하지만 미세하게 다르기 때문에 이모님에 대한 정보가 필요하다.

통상적으로 정부에서 지원을 받는 산후 도우미 이모님은 가 가정마다 초산을 기준으로 약 3주 정도까지 근무하실 수 있다. 기본적으로 출퇴근 근무이시지만, 여기에 돈을 추가하면 입주로도 가능하고 원할 때까지 함께해 주실 수도 있다. 나는 당시 '입주' 산후 이모님을 요청했고, 3주가 지나자 더 연장을 하여 3개월(100일)까지 계셔 주셨다.

2021년 당시 입주 산후 도우미의 급여는 업체 수수료 포함 약 400만 원 정도였다. (출퇴근 약 250만 원 정도.)

우리 집에 오신 이모님은 무척 좋으신 분이셔서 계속 함께하고 싶었지만, 비용이 너무 부담이 되어 더 이상 요청드릴 수는 없었다.

산후 도우미 지원이 끝나면 보통 엄마가 단독으로 육아를 하거나, 다른 누군가의 도움을 받는다. 여기서 '다른 누군가'라면 양가 부모님 혹은 시터 이모님을 생각할 수 있다. 베이비시터는 부부가 맞벌이일 때 주로 고용하게 되는데, 그와는 달리 나는 엄마가 집에 있으면서 육아를 도와주실 이모님을 찾았다.

여기서 산후 도우미와 베이비시터의 차이를 살펴보면,
산후 도우미는 업체에 소속된 이모님이 대부분이고, 아주 어린 신생아와 산모를 함께 케어한다. 신생아들만 집중적으로 담당하기 때문에 전문적이고 능숙하신 이모님들이 많다. 근무 범위는 아기 돌봄은 물론 산모의 식사 및 집 안의 모든 가사까지 의무적으로 담당한다.

반면, 베이비시터는 한국인과 외국인 두 부류로 나뉘는데, 공통점은 모두 업체 소속이 되어 있지 않은 경우가 많다. 고용 방법은 직접 구인 사이트에서 채용하거나 수수료를 지불하고 소개소를 이용할 수 있다.

산후 도우미와의 가장 큰 차이점은 케어하는 아기 나이의 스펙트럼이 굉장히 넓다는 것인데, 특별한 기준도 없거니와 이모님의 경력마다 다르다. 아주 어린 신생아를 돌보셨던 분 혹은 초등학생이나 중, 고등학생을 돌보셨던 이모님도 있다. 즉, 산후 도우미와 비교하여 볼 때 베이비시터는 보다 전문성이 떨어질 수 있다.
베이비시터의 업무 범위와 능력 또한 이모님의 성향에 따라 다르다. 아기만 절대적으로 케어하거나 이모님마다 집안일부터 식사까지 전부 챙겨 주시기도 한다. 이모님의 급여 역시 지역별로 천차만별이고 입주나 출퇴근, 국적에 따라서도 차이가 난다.

외국인 베이비시터는 대부분 교포 출신이 많고 보통 입주를 원한다. 입주와 출퇴근 급여가 많이 차이 나지 않음으로 함께 생활하는데에 불편함이 없다면 입주를 선택하는 편이 더 이득이다.

2021년 기준으로 베이비시터 교포 입주 이모님 급여는 240~260 정도였으며, 한국인은 여기에 30~40 정도 더 추가된 금액이었다. (출퇴근 이모님과는 약 50만 원 차이.)

주말에도 밤낮없이 근무를 했던 남편의 직업 특성상 나는 이모님이 반드시 필요했고, 잠이 없었던 아기였기에 출퇴근보다는 입주 이모님을 선택하는 편이 나았다.

"처남! 나는 우리 아들 어릴 때 내가 다 씻기고 돌보고 놀아 주고 그랬어~"

아주버님의 이와 같은 자랑에 나는 내심 좀 부러웠다. 자기중심적 성향이 강한 나의 남편은 프리랜서인 직업을 핑계 삼아 육아에 참여하는 것을 어려워했었다. 거기다 우리 집은 처음부터 입주 산후 이모님의 도움을 받았으니, 남편은 그야말로 육아다운 육아를 한 적이 없었다.

"우리는 이모님이 다 봐주시는데?"

나는 그날 자고 있는 남편의 뒤통수를 있는 힘껏 쥐어박았다.

건강한 아기의 출산은 축복이었지만, 안타깝게도 산모의 건강은 그리 완벽하지 않았다. 아기를 낳고 무릎이 안 좋아져 출산 직후에는 아예 걷기조차 힘이 들었고, 아직까지 계단을 오르거나 아기를 오래 안고 있는 날엔 다리 통증으로 잠을 잘 못 이룰 때가 많다.

건강상의 이유 때문이라도 어쩔 수 없이 이모님을 고용해야 했지만, 나는 육아에 관심이 많은 사람인지라 이모님의 채용과 육아에 예민했다.

맞벌이 부부라면 대부분 아기의 안전이 가장 우선이므로 무엇보다 신뢰가 가는 이모님을 선택한다. 하지만, 나는 별다른 일이 없는 날에는 집에 있기 때문에 아기의 안전도 중요했지만 부수적으로 이모님에게 원하는 조건이 있었다. 기본적으로 깔끔한 성향이라든지, 아기 음식을 만드는 요리 능력이라든지, 아기와 놀아 주는 방법 혹은 긍정적인 말투를 쓰시는지 등과 같은 이모님의 성품과 육아법도 고려해야 했다.

베이비시터 이모님이 계시다면 육아에 관한 모든 일들을 이모님께 일임해도 되지만, 집에 함께 있는 엄마는 아기에게 신경이 쓰일 수밖에 없다. 이유식 재료를 만들고, 이모님 식사 시간에 아기를 보고, 아기 빨래를 개고, 아기와 문화 센터에 가며, 아기를 데리고 엄마 모임을 나가는 등 나는 이모님이 계셔도 대부분의 시간을 아기와 함께 보낸다. 한마디로 이모님과 나는 현재 거의 공동육아를 하고 있고, 엄마의 육아를 이모님이 도와주시고 있다.

이런 상황을 남편은 이해하지 못하며 '돈을 주고 이모님을 쓰면서 왜 고생하냐'라고 타박하기 일쑤지만, 엄마라면 알지 않는가. 집에 있는 이상 육아에 완전히 손을 놓고 있기란 불가능하다는 걸.

결과적으로 베이비시터는 엄마의 육아를 도와주시는 분이다. 맞벌이 부부는 엄마 아빠보다 이모님이 아기와 함께하는 시간이 많기 때문에 아기가 좀 더 이모님께 의지할 수는 있겠지만, 엄마의 육아법을 거스를 수는 없다.

따라서 베이비시터를 고용하겠다고 마음을 먹은 후에는 이모님의 성향이 우리 집과 잘 맞는지를 반드시 확인해야 한다. 이 부분은 면접만 보아서는 정확하게 알기 어렵다. 이모님을 고용하더라도 마음속으로는 일주일 정도 기간을 둔 후 우리 집과 맞는지 이모님의 성향을 잘 살펴본 뒤에 판단하는 편이 좋다.

나의 경험을 비추어 볼 때, 식생활 문제, 청결 문제, 요구 사항 반영에 대한 수용도, 아기에 대한 태도 등과 같은 문제로 맞지 않았던 이모님들이 계셨었다.

채용을 결정했다면, 이모님의 업무 범위나 공휴일 근무 여부 와 같은 구체적인 부분들은 미리 협의해 놓아야 이후에 발생할지도 모르는 애매한 상황에 대비할 수 있다.

추가로 만약 교포 이모님을 선택하고자 할 때에는 나이를 올려서 한국에 들어오는 경우가 많으므로 신분증을 반드시 확인해 보고 결정하도록 한다.

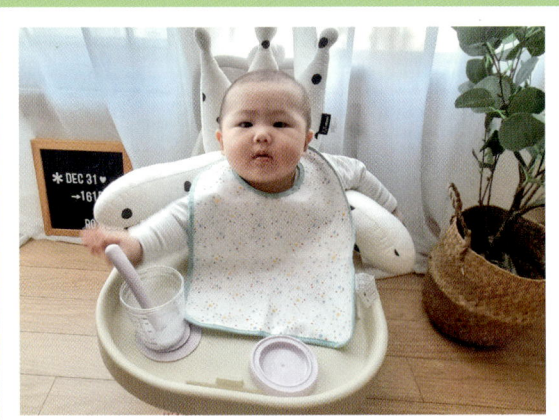

161Days. 우리 아기 첫 이유식

Chapter 8

새로운 경력의
N잡러

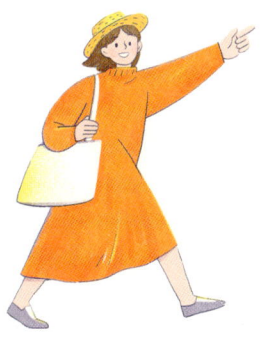

🐻 결혼, 출산 그리고 육아라는 것

결혼을 하게 되면 모두들 자연스레 임신을 기대한다.
그리고는 출산과 육아를 염두에 두며 여성은 자신이 하고 있는 일에 대해 고심한다.

난 이것이 싫었다.
원래부터 나는 직장 생활이 참 맞지 않는 사람이라고 생각했었지만, 그렇지 않다 하더라도 나의 일에 방해가 되는 문제가 출산과 육아라는 사실이 늘 기분 나빴다.

"결혼하면 집에 있으면서 남자가 벌어다 주는 돈 아껴서 쓰고 그러는 게 좋지 않겠니?"

시어머니는 결혼 전부터 나에게 이렇게 말씀하셨다. 당시 나는 사회생활에 지쳐 있었던 터라 이런 힘든 나를 위해 신경 써 주시는 거라 생각했다. 직업의 특성상 마음만 먹으면 복귀가 가능했지만, 그와는 별개로 나 역시 '결혼'이라는 문 뒤에 숨어서 조금은 쉬고 싶기도 했었다.
그러나 결혼 후 직장을 관두고 신혼의 달콤함을 즐기기도 잠시. 집에 홀로 있어야 하는 나 자신이 가끔씩 무기력하게 느껴졌다.

결국 나는 집에서 할 수 있는 사업을 시작했고, 꽤 괜찮은 수입으로 나만의 브랜드를 키우며 차츰 자리를 잡아 갔다. 그러다 규모가 점점 커지자 사업을 좀 더 넓혀야 할지 고민을 하고 있었는데.

"딸아, 너는 어쩔 수 없이 여자이기 때문에 출산과 육아를 무시하긴 힘들어. 아기를 보면서 틈틈이 하는 일이 좋지 않을까?"

사업가인 우리 아빠가 나에게 하셨던 말이다.
나는 사업가의 딸이지만, 사업은 평생 나와는 무관한 일이라고 생각했다. 그렇지만 나도 모르게 커진 사업 규모를 보며 문득 가슴이 뛰었고, 잘 할 수 있으리란 열정도 생겼던 듯하다. 겁 많고 결단력 없던 내가 처음으로 용기를 내 본 고민이었기에 그때는 아빠의 그 말이 참 야속하게만 들렸다.

지금 돌이켜 보면 그동안 나에게 결혼, 출산, 육아라는 것은 불현듯 찾아온 남녀 차별 같은 느낌이 아니었을까 생각이 든다. '남녀'라는 성별 차이는 살면서 생각해 보지도 않았었고, 그다지 와닿지도 않게 커 왔다. 그런데 결혼을 하면서 시댁이라는 존재와 남편이라는 사람이 생겼고, 달라진 상황 속에서 아이를 낳는 당사자가 엄마이며 그 역할의 담당자는 온전히 나라는 현실이 조금 받아들여지기 힘들었다.

사회적으로 탄탄하게 굳혀 가는 남편과 남동생을 보면 언제나 부러웠고, 아이를 낳은 후에는 나 혼자 도태되어 가는 건 아닐까 자존감이 많이 떨어지기도 했다.

이 때문인지 결혼과 출산, 그리고 육아에 대해 남자보다는 여자의 희생이 더 많이 따른다고 생각했고, 종종 억울한 느낌을 받아 오며 살아왔던 것도 같다.

현재 나는 모든 일을 접고 육아에 매진하고 있다. 생각지 못한 산후 건강 악화로 큰 사업은 어렵겠지만, 건강을 회복한 뒤 또 다른 새로운 일을 위해 준비하고 있다.

여기서 만약 나와 같은 생각을 갖고 있으며 자존감이 떨어져 있는 예비 엄마라면 반드시 알아 두어야 할 중요한 사실이 있다. 단언하건데, 이 시대에 살고 있는 그대들은 대단히 운이 좋은 사람이며 여자와 아내, 그리고 엄마이기 때문에 우리는 많은 직업을 선택할 수 있다는 것을 말이다.

🐻 알고 나면 무궁무진한 직업의 세계

과거에는 소위 '사'자가 들어가는 직업을 선호했고, 그래야만 성공을 한다고 생각했다. 평범하고 안정적인 직장에 취업하기를 목표로 했던 시대. 그 길이 곧, 평탄한 삶을 살기 위한 방법이라고들 말해왔다.

하지만 지금 시대는 다르다. 특히 '코로나'라는 이례적인 전염병이 돌면서 집 안에서 즐기는 홈족 문화가 유행하고, 오팔 세대가 새로운 소비층으로 등장하면서 '은퇴'라는 개념 자체가 '물러남'이 아닌 '또 다른 시작'이 되었다.

이러한 시대에 살고 있는 지금은 디지털 환경에 익숙한 MZ 세대(Millennial + Generation Z)의 영향력이 커지면서 다양하고 많은 직업들이 계속해서 생겨나고 있다.

어느 직업을 갖든지 간에 '안정적인 직업' 혹은 '평생직장'에 대한 개념은 없으며, 언제든지 직장을 관두고 다른 일을 할 수 있는 기회들이 많아졌다. 모든 일은 비대면으로 가능하고 인터넷 시장은 더욱 커졌다. 이로 인해 직업에 대한 남녀노소의 제한은 완전히 없어졌다.

'N잡러'라는 키워드가 떠오르면서 하나의 직업이 아닌 다양한 직업을 갖고 있는 사람들이 늘어났고, 조기 은퇴를 꿈꾸면서 젊은 나이에 경제적 자유를 누리고자 하는 사람들이 많아졌다.

옛날에는 결혼과 출산을 하면, 여자들은 거의 직장을 관두고 아기 엄마로 살아가게 되는 경우가 보통이었다. 아기가 성장을 하고 독립을 하면서 다시금 사회로 나와 보려 하지만, 아무리 고학력의 스펙을 가졌다 하더라도 결국은 나이와 경력 단절의 제한으로 인해 할 수 있는 일이 거의 없었다. 그렇기에 대부분의 여성들이 '전업주부'로 전락하는 경향이 많았고 당연한 절차라고 여겨졌다.

그러나 오늘날, 지금의 시대에 살고 있는 여성이라면 '전업주부'이기 때문에 할 수 있는 일은 아주 많다.

나는 안정적인 직장인이었지만 결혼과 동시에 직장을 그만두었다. '결혼'이라는 핑계로 주부를 자처했고, 딱히 별다른 미련은 없었다. 그렇지만 만약 제2의 직업을 갖게 된다면 그때는 조금 더 자유롭고 즐겁게 일을 하고 싶었다.

평소, 취미 활동을 즐겨했었던 나는 언제나 그동안 배우고 싶었던 취미 리스트를 정리해 보길 좋아했다. 그 리스트에는 내가 하고 싶은 취미도 있었고, '재미'뿐만 아니라 미래에 나에게 도움이 될 만한 즉, 차후 나의 직업에 도움이 될 수 있을 것 같은 취미가 반드시 들어가 있었다. 그리고 이와 같은 취미 활동을 선택하여 실행에 옮기곤 했다.

결혼 전, 교직원이라는 직업으로 이미지 메이킹 강의를 하고 있을 당시 나는 강의 중간에 좀 더 색다른 실습을 넣어 보면 어떨까 생각했다.

'난 음악도 좋아하고 그림도 좋아하는데. 그림이 좀 더 커리어에 도움이 될 것 같은걸?'

그렇게 나는 당시 유행했던 수채화 일러스트, 캐리커처, 팝 아트 등을 배웠다. 그러다 아주 우연히 '도자기 페인팅'이라는 공예 수업을 들었는데, 취미로 수강했던 이 수업이 결혼 후 세라믹 페인팅 작가로 활동할 수 있게 된 계기였다.

요즘 시대에는 '희소성', '핸드메이드'의 콘텐츠가 매력적인 소재라는 건 다들 알고 있을 것이다. 특히 이 콘텐츠의 주요 고객은 대부분 '여성'이라는 점에서 주목한다.

핸드메이드, 공예의 시장은 무한하고 이로 인한 직업도 다양하다. 단순 작품 활동을 넘어 스마트 스토어와 같은 플랫폼을 통해 누구나 쉽게 판매자가 되고, SNS 활동으로 공동 구매를 시도해 볼 수도 있어 이를 통한 수익 창출에도 굉장히 훌륭한 조건이다.

공예에 자신이 없다면 소재만 바꾸면 된다. 어떤 소재든지 가능하다. 블로그 운영을 하면서 인플루언서를 노려 볼 수도 있으며, 자신이 잘하는 재능을 가르쳐 줄 수도 있다.

내가 가진 물건이 없어도 남의 물건을 대신 팔아 주고 수수료를 받는 위탁 판매를 해 보거나 영상을 찍어 유튜버가 될 수도 있다.

포토샵과 일러스트를 배워 명함과 카드를 디자인하거나 다이어리 속지를 만들어 팔기도 하고, 웹툰을 그리거나 소설을 쓰는 웹 작가 혹은 이모티콘을 제작하는 작가로서 활동도 가능하다.

찾아보면 정말로 무한정인 직업의 세계.
내가 도전해 볼 수 있는 기회는 그만큼 무수하다.
의지만 있다면, 계획만 있다면 누구나 다양한 직업을 갖는 시대. 그 시대에 우리가 살고 있다.

나는 출산 전까지 세라믹 페인팅 작가로 활동하면서, 작업하는 과정을 영상으로 찍어 유튜브와 SNS에 활용했다. 개별 판매가 이어져 편집 숍에 입점하기도 하고 플리 마켓도 참가했다. 또한, 세라믹 페인팅을 배우고 싶어 하는 사람들에게 교육을 진행하기도 했었다. 이렇듯 하나의 직업으로도 다양한 활동이 가능했다.

오늘날의 결혼과 출산, 그리고 육아는 대단히 귀하고 보석 같은 경험이다. 실제로 내가 육아에 전념하면서 온몸으로 느끼고 있다. 이것은 많은 엄마들이 공유할 수 있고, 궁금해하는 콘텐츠를 생산해 내기에 충분한 소재이기 때문이다.
따라서 여성이고, 주부이며, 아기 엄마이기에 가질 수 있는 직업의 종류는 생각보다 상당하다는 건 아주 명백하다.

만약 출산 후 제2의 직업을 고민하는 엄마들이 있다면, 다음과 같은 방법을 통해 미래 계획을 세워 보길 추천한다. 아마도 새 출발을 생각하며 가슴이 두근거릴 것이다.

첫째: 나의 직종과 연관된 취미 활동 및 직업을 찾아본다.
(ex: 웹 디자인 관련 직종이라면, 이모티콘 작가 혹은 미술과 관련된 직업을 찾아본다.)

둘째: 요즘 뜨고 있거나 미래 전망이 좋은 기술을 배운다.
(ex: 앱 개발, 직업 상담사, 타로 카드, 작곡 등)

셋째: 관심도 있고, 직업이 될 만한 취미를 배운다.
(ex: 공예, 디자인, 미술, 베이킹, 피부 관리 등)

넷째: 자신이 잘 할 수 있는 것을 찾아본다.
(ex: 판매, 교육, 상담, 서비스, 작가 등)

다섯째: SNS, 블로그 활동을 꾸준히 한다.
(ex: 인스타그램, 유튜브, 블로그 등)

여기서 적어도 한 가지 이상은 반드시 배우거나 관심을 가져 보도록 한다. 나만 해도 미래의 다양한 직업을 위해 염두에 두고 있는 계획이 최소 5가지 이상은 된다. 많이 생각하고 많이 배워 놓을수록 써먹을 곳은 다양하다.

이에 육아라는 콘텐츠를 가지고 엄마의 감성이 더해진다면 더할 나위가 없다. 나도 이렇게 육아를 소재로 글을 쓰고 있지 않은가.

반드시 전문가가 아니어도 괜찮다.
 무궁무진한 직업의 세계에서 당신의 또 다른 제2의 직업을 응원한다.

🐻 후회 없이 건강하고 행복한 육아를 즐기기 위한 현실 조언

"야, 아기 낳으면 진짜 말할 수 없이 예쁜데, 그건 찰나이고 나머지 다 힘들어."

나의 지인이 당시 임신을 계획하고 있었던 나에게 말했다.
현실을 직접 겪어 보니 무척이나 공감이 가는 말이었음을 절실히 느낀다. 하루에도 몇 번씩 아기가 예뻤다가, 힘들어서 눈물을 흘렸다가 오락가락하는 기분에 나의 자아까지도 흔들렸던 적이 많았기 때문이다.

밤낮없이 아기의 수유텀을 기다리고 시계만 바라보며 아기 엄마로 살아온 지 1년. 길고도 짧은 시간을 보내며 내가 아기 없이 남편과 둘이 어떻게 살았을까 기억이 나지 않을 정도로 지금의 삶에 익숙해졌다.
육아로 인해 힘들고 지치면서 남편과도 많이 싸웠고, 내가 아이를 왜 낳았을까 잠시 후회한 적도 있었다.

감히 내가 누군가를 책임져야 한다는 생각에 부담감이 커지고 이 아기를 잘 키울 수 있으리라는 자신은 없지만, 분명한 건 아기와 함께 살아가는 지금 일상의 매일이 새롭다.

　살면서 미처 보이지 않았었던 작은 것에 웃음을 짓는 아기를 바라볼 때면 나 역시 각박한 현실을 잠시 잊곤 한다.

　아직도 나는 나를 '엄마'라고 부르며 안기는 이 작은 아기의 미래를 함께한다는 사실이 두렵고, 그 아이의 미래에 나와 남편이 방해가 될까 봐 무섭다.

　하지만 이 아이의 미래가 궁금하고 바른 사람이 되기를 누구보다 바라며, 아기가 자랄수록 행동 하나하나가 표현할 수 없는 기쁨임은 육아를 해 본 엄마라면 다들 공감할 것이다.
　짐작하건데, 아기를 정성을 다해 키우고, 최선을 다해 사랑해 주었음에도 미래의 아이는 부모의 마음과 다르리라 생각한다. 그렇게 부모인 우리는 후회도 하고, 속상하기도 하며 우리 자신의 부모님처럼 되어 갈 것이다.

　"효도는 너 어릴 때 다 받았어. 키우면서 행복했다."

　우리 엄마는 늘 이렇게 말씀하셨다.
　그 말에 코끝이 찡해짐을 느낀 건 내가 아기를 낳고부터였다. 순식간에 커 가는 아기가 대견하기도 하고, 한편으론 아쉽기도 하다. 더 이상 엄마의 손이 필요 없어질 순간이 다가오면 이 힘든 육아의 시간조차 그립겠지.

그때는 나 역시 지금 이 아기를 키우면서 행복했던 순간만 기억하게 되지 않을까.

육아는 우리가 생각했던 그 이상의 힘듦을 경험하게 한다. 그리고는 늘 자신을 자책하고 후회하며 잠든 아기에게 미안하다고 이야기하는 나를 수없이 발견한다.
그렇지만 적어도 지금 이 글을 읽고 있는 당신은 충분히 좋은 엄마이며, 그 누구보다 아주 잘하고 있다고 이야기해 주고 싶다.

언젠가 끝은 온다.
우리 아기가 자라고 있는 예쁜 모습을 힘듦 속에 가려 보지 못한다는 건, 다시 오지 않는 소중한 행복을 흘려보내는 가장 미련한 짓이다.

시간은 기다려 주지 않듯 그때를 후회하고 아무리 그리워해 봤자 소용없다. 우리 아기의 지금 이 순간을 아끼지 말고 많이 남겨 두기를.

그리고 육아를 하고 있는 모든 부모님들, 자기 자신에게도 고생했다고 다독일 시간을 주길 바란다.

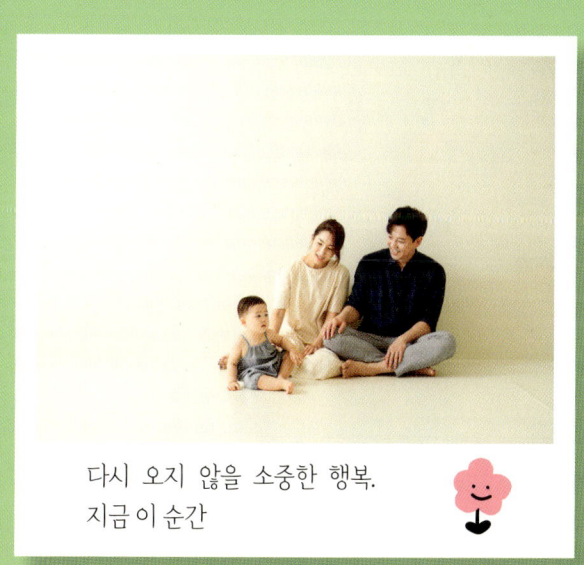

다시 오지 않을 소중한 행복,
지금 이 순간

「epilogue」

"어머니, 내년에 손주 보실 것 같아요."
"……."

나와 남편은 임신을 확인한 그다음 날, 양가 부모님께 임밍아웃을 했다. 남편은 처가에, 나는 시댁에 각자 전화를 드렸다. 손주를 오랫동안 기다리셨던 시어머님께 처음으로 이야기드렸을 때, 어머님은 3초간 아무런 말씀이 없으셨다.

"웬일이니, 웬일이니…… 정말 잘 됐다. 아이고……."

나지막한 소리로 이야기하신 후 전화를 끊으셨던 어머님. 그리곤 그 주 저녁, 집으로 꽃 배달이 왔다. 결혼한 지 4년이 지났지만, 난 시댁에게 며느리로서 작은 실반지 하나조차 받은 것이 없었다.

서운하고, 속상하기도 했던 지난날들.
시부모님께 마음 하나 받지 못하고 결혼한 듯싶어 번듯하게 결혼시켜 주셨던 친정 부모님을 볼 때마다 늘 죄송했다. 생각해 보면 그 이유로 인해 나의 결혼 생활이 더 힘들었는지 모르겠다.

그런 내가 시댁에서 받은 첫 선물. 임신을 축하한다는 메모가 들어 있던 꽃다발을 들고 여기저기 자랑하며 신이나 했던 기억이 난다. 그 꽃은 사진을 찍어 고이 앨범에 보관하고 있다.

각자 좋은 마음이었을 텐데 '시댁'이라는 존재는 가까워질 수 없는 관계라고 생각했다. 여기에는 남편의 역할이 컸었고, 그는 몹시 철부지 같았다.

그렇지만 아기를 낳아 엄마가 된 지금.
나는 시댁의 사랑을 한 몸에 받고 있는 며느리가 되었다. 물론 손주를 낳은 엄마로서가 가장 크겠지만, 뭐 어떤가. 어차피 며느리가 딸이 될 수는 없는 것인데.

그동안 나는 동갑인 남편과 서로 다른 성격에 참 많이 싸웠고, 지금까지도 이해하지 못하는 부분들이 많아 자주 다투곤 한다. 시댁과 친정의 경제적인 차이와 더불어 너무나 다른 문화 차이로 인해 답답했고 그때마다 나는 남편을 원망했었다.

어쩌면 나의 시선과 감정으로 써 내려간 이와 같은 개인적인 이야기들이 자칫 불편하거나 오해를 불러일으킬 수도 있을 것이다.

그러나 확실한 건 둘에서 셋이 된 우리 가정이 그전에 비해 굉장히 화목하다는 사실이다. 한때 아기를 낳지 않아도 되지 않을까 생각했던 시절이 후회될 정도로 말이다.
그동안 질리게도 싸워 왔고 심각할 수 있었던 부부 문제들이 아기를 낳음과 동시에 신기하게 사라졌다. 더 이상 우리에게 그 문제들은 중요하지 않게 된 것이다.

'함께'라는 공동체 느낌은 더욱 커졌고, '가족'이지만 헤어짐에 대해 불안했던 마음들이 보다 단단해졌달까.
그래서 그동안에 부모님들이 '그래도 한 명은 낳아 봐라.' 침이 마르도록 이야기하셨던 건 아닐까 생각한다.

세월이 흐르고 난 뒤 되돌아볼 때, 나에게 세상에 태어나 가장 잘한 일은 아마도 아이를 출산하고 성장시키고 있는 바로 지금일 것이다.

벌써 놀이터에 나가 신나게 뛰어다니고 있는 우리 아기를 보면 앞으로 더 새롭고 아름다움이 가득한 세상을 보여 주고 싶다. 이제는 그곳에 나와 남편. 그리고 우리 아기, 만두가 함께하는 모습이 그려진다.

갈 길이 멀지만, 항상 옆에 함께하는 동반자가 있고, 엄마 아빠가 세상에 전부인 우리 아기가 있기에 나는 더욱 힘을 내어 어려운 길을 잘 건너가 보려 한다.

이 글을 읽는 모든 분들이 이 책으로 인해 엄마가 되는 첫걸음이 두렵지 않고, 설렘이 가득한 발걸음이 되길 바란다.

또한, 이제부터 걸어 나가야 할 수많은 난관을 겪으며 보다 성숙한 부모가 될 엄마로서의 성장을 기대한다.

글을 마치며

먼저. 평범한 아기 엄마인 내가 한 권의 책을 완성할 수 있게 도와준 엄마 껌딱지, 우리 만두. 로운이에게 별 탈 없이 자라 줘서 고맙다고 말하고 싶다.

그리고 이 책이 나오기 전까지 언제나 딸이 가는 길이라면 무조건 응원하고 지원해 주시는 나의 정신적 지주, 친정 부모님과 표현은 서투시지만 늘 며느리 편 들어주시려 노력하시는 시댁 부모님께 감사 인사를 전한다.

노산의 나이에 출산을 하여 걱정이 많으셨던 엄마, 아빠 그리고 어머님, 아버님! 앞으로도 저희 세 가족이 가는 길을 오래오래 지켜봐 주세요.

기다린 조카를 애지중지 예뻐해 주는 하나 뿐인 만두 삼촌, 내 동생 형일아. 너도 좋은 가정 만들어 더욱 행복해지렴! 그리고 만두 고모, 선화 언니! 누구의 엄마가 아니라 저를 그 자체로 보아 주는 분이셔서 감사했습니다.

마지막으로 나의 짝꿍이자 만두 아빠, 이재관씨!
아빠가 된 남편의 모습이 참으로 어울리고 멋지다.
남은 인생도 서로 이해하고 토닥이며 우리 가족 행복하게 잘 살아가 보자! 나의 세상인 우리 집 두 남자들, 사랑해.

첨부: 임신 준비 리스트 업 – 출산 가방/출산 준비 리스트

출산 준비 리스트

출산 준비물	상세 내역	비고
모유, 수유용품	유축기, 젖병, 젖꼭지, 모유 저장팩	• 유축기: 대여 가능 • 젖병: 배앓이 젖병 구비 • 젖병 건조대, 솔, 집게: 열탕 소독기로 대체 가능 • 분유 스푼: 20ml 준비
	젖병 소독기, 젖병 세제	
	젖병 건조대, 솔, 집게	
	분유 스푼, 분유, 분유 포트	
	수유 내의, 수유 쿠션	
	역류 방지 쿠션, 수유 베개	
	블랭킷, 침대쿠션, 패드, 짱구베개	
아이상태 체크	탕온계, 온습도계, 체온계	
목욕	수건, 방수요, 목튜브	
	아기 욕조, 아기 비데, 아기 세탁기	
	세탁 세제, 세탁 망	
	아기 엉덩이 세제, 워시	
	수딩 젤, 크림, 로션, 발진·튼살 크림	
위생	손톱 가위, 면봉, 핀셋	
	소독 스프레이, 얼룩 제거제	
	가습기, 아기 물티슈, 콧물 흡입기	
기저귀 용품	천 기저귀	• 천 기저귀: 수건 혹은 속싸개 대용
	기저귀 교환대, 기저귀 휴지통	
	보냉백, 기저귀 가방	
일반 수건류	턱받이, 거즈 손수건, 엠보 손수건	
옷	베냇저고리, 손싸개, 발싸개	• 사용 빈도: 발싸개 < 손싸개 • 출산 계절을 생각하여 구매 ※ 여름 – 반팔 추천 • 내복: 넉넉히 70사이즈 추천 ※ 80사이즈 = 12개월용 • 신발: 120~130사이즈 추천
	바디슈트, 내복, 양말, 실내외출복	
	속싸개, 겉싸개	
	모자, 보넷, 신발, 헤어밴드	
	아기 옷걸이	

출산 준비 리스트

출산 준비물	상세 내역	비고
아기방	아기 침대, 아기 옷장(수납장)	• 아기 침대: 바퀴가 있고 수납공간이 많은 제품 추천 • 모빌: 사이즈 큰 것 추천 • 인형: 단종 가능성 없는 제품 • 바운서: 대여 추천
	모빌, 아기 소품, 인형, 수유 조명	
	거실 매트, 트롤리	
	디데이 달력, CCTV, 바운서	
아기 외출	유모차, 유모차 소품	• 유모차 소품: 방풍 커버, 유모차 라이너(※ 여름: 쿨시트), 컵홀더, 가방 홀더 • 신생아 아기띠: 중고 추천 • 카시트 바구니: 중고 추천 • 카시트: 360도 회전 추천
	신생아 아기 띠, 아기 띠(힙시트)	
	카시트 바구니, 카시트	
산모 용품	튼살 크림, 산전 복대, 손목 보호대	
	임산부복, 속옷, 수유 브라	
출생 이후 준비	쪽쪽이, 초점 책	• 수납 박스: 트롤리 수납 박스 • 보행기: 대여 추천 • 의자: 미리 구매 추천
	장난감, 수납 박스, 지퍼 백	
	보행기, 의자(하이 체어)	
	전집	

출산 가방 리스트

옷·속옷	수건, 수유 내의, 수유 브라, 팬티, 면 양말, 수유 패드, *입는 생리대
세안·화장	립밤, 세안 도구, 스킨 로션, 튼살 크림, 핸드 워시, 핸드 크림, 물티슈, *마스크팩, 모자
아기용품	아기 손수건, *아기 로션, 비판텐, *손톱 깎이, 기저귀, *유축기, 베넷 저고리, 속싸개, 겉싸개, *젖병 세제, *젖꼭지 솔, 디데이 달력, 초점 책
기타	휴대용 가습기, 손목 보호대, 영양제, 텀블러, 꺾이는 빨대, 멀티탭, 충전기, 노트북

*표시 제품은 조리원마다 필수 용품은 아니니 참고하여 준비한다.

※ 첨부: 임신 준비 리스트 업 - 출산 가방/출산 준비 리스트

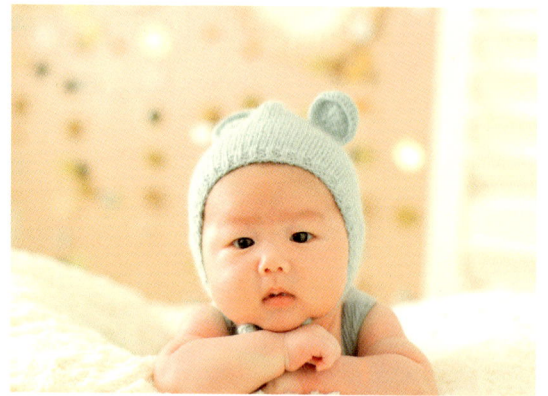

우리 아가 태어난지 50일

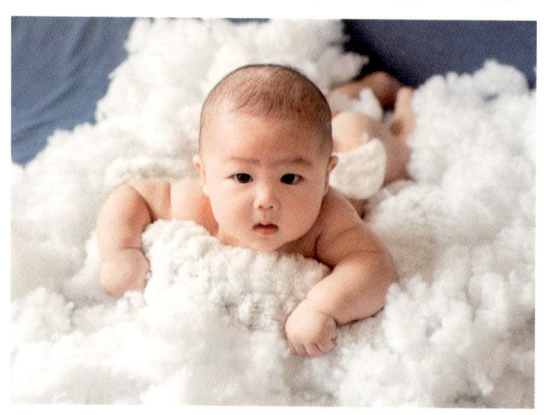

구름속에 천사, 100일을 축하해

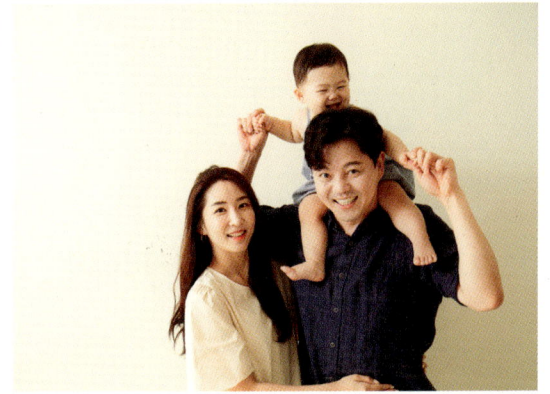

엄마, 아빠 그리고 너

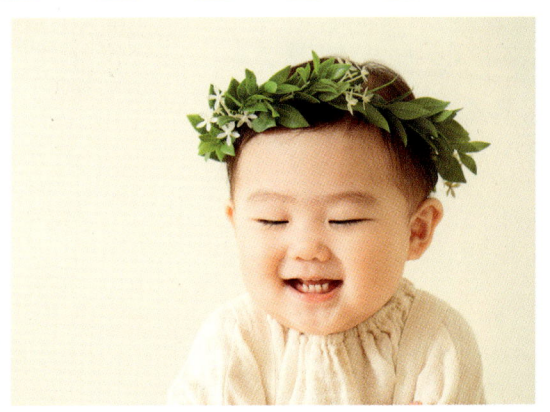

이가 자라났어요, 첫 돌 기념

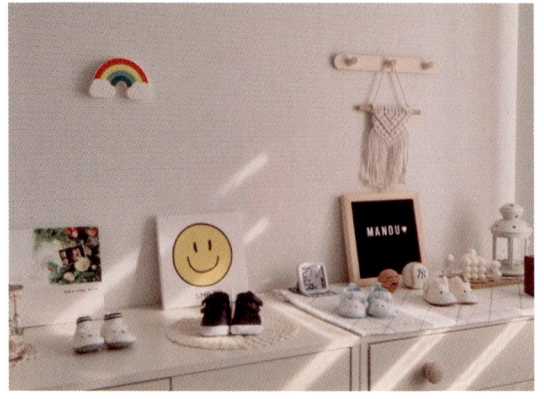

아기자기한 첫 아기방

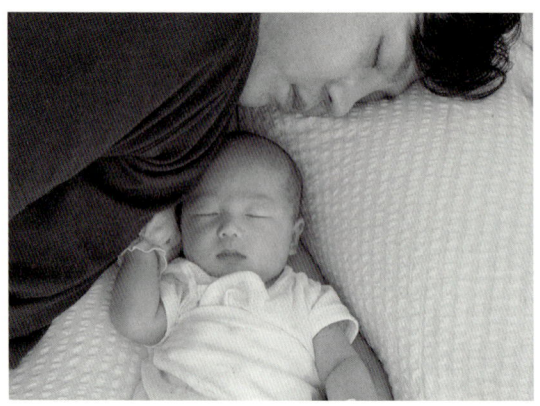
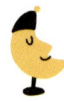

아빠를 꼭 닮은 아들